શિવામ્બુ "જીવનનું અમૃત"

કેંસરનો ઉપચાર કરો મૂત્ર ચિકિત્સાની સાથે

સર્જરીથી બચી શકો છો અને કેમોથેરાપીથી

જગદીશ આર ભુરાણી

notionpress.com

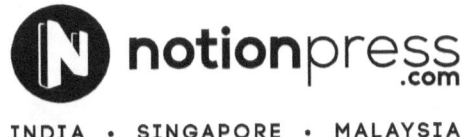

INDIA · SINGAPORE · MALAYSIA

Notion Press

Old No. 38, New No. 6
McNichols Road, Chetpet
Chennai - 600 031

First Published by Notion Press 2020
Copyright © Jagdish R Bhurani 2020
All Rights Reserved.

ISBN 978-1-64760-876-7

This book has been published with all efforts taken to make the material error-free after the consent of the author. However, the author and the publisher do not assume and hereby disclaim any liability to any party for any loss, damage, or disruption caused by errors or omissions, whether such errors or omissions result from negligence, accident, or any other cause.

While every effort has been made to avoid any mistake or omission, this publication is being sold on the condition and understanding that neither the author nor the publishers or printers would be liable in any manner to any person by reason of any mistake or omission in this publication or for any action taken or omitted to be taken or advice rendered or accepted on the basis of this work. For any defect in printing or binding the publishers will be liable only to replace the defective copy by another copy of this work then available.

લેખક:

જગદીશ આર ભુરાણી

બેંગલોર – 560076

વેબ સાઇટ: www.urinetherapy.in

ઇ-મેઇલ: jbhurani@gmail.com
jbhurani@urinetherapy.in

મોબાઇલ: 093428 72578

પુસ્તક પ્રકાશિત થયું: -અંગ્રેજી, હિંદી, તમિલ અને કન્નડ માં
નોશન પ્રેસ, ચેન્નાઇ દ્વારા   2016 માં

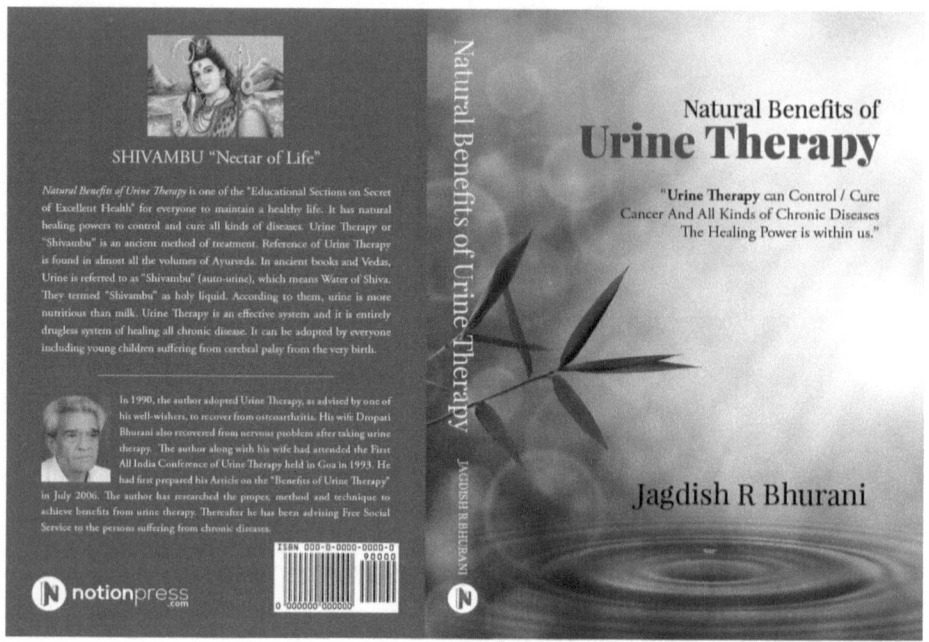

2જી આવૃતિ
કેંસર ઠીક કરો
શિવામ્બુ ચિકિત્સા
દ્વારા
પ્રકરણ - 2

ડાયાબિટીસ થી સાજા થાવ / નિયંત્રિત કરો
શિવામ્બુ ચિકિત્સા
દ્વારા
આવૃતિ: ઓગસ્ટ 2019

અનુક્રમણિકા

1) શ્રી ડો.કે.સી. બલાલનું પ્રશંસા પત્ર પૂર્વ પ્રમુખઃ એન.આઈ.એમ.એ. ઓલ ઇંડિયા, નવી દિલ્લી 1

2) ડો. બલાલ્સ આયુર કેર ક્લિનિક 3

3) આર. સી. અગ્રવાલ 8

4) "શિવામ્બુ ચિકિત્સા" યોગ ની જેમ 100% સુરક્ષિત છે 15

5) શિવામ્બુ ચિકિત્સા 17

6) આપડી અંદર રહેલો ચમત્કારિક ઉપાય શોધો 19

7) શિવામ્બુ ચિકિત્સાથી કેંસરને ઠીક કરો ઉપચાર શક્તિ આપણી અંદર છે 23

8) કેંસર થી સાજા થાવ ઓપરેશન અને કેમોથેરાપી ને ટાળો 31

9) શિવામ્બુ ચિકિત્સા કોઈ પણ અન્ય સક્રિય કોષ ને નષ્ટ કર્યા વિના કેન્સર ના કોષો ને મારી શકે છે 35

10) શિવામ્બુ ચિકિત્સા" બચાવ ની તકોમાં વધારો કરી શકે છે અને તે કેન્સરથી થતાં મૃત્યુમાં ઘટાડો કરી શકે છે 39

11) મેડિકલ - બોમ્બશેલ! કેમોથેરાપી કેંસર ને ફેલાવતી માલૂમ પડી 42

12) સ્વ-મૂત્ર ચિકિત્સા (શિવામ્બુ કલ્પ) ડામર તંત્ર માં ભારતીય સંકરણ વિગતવાર છે 46

13) "શિવામ્બુ" ડામર તંત્ર માં 49

14) શિવામ્બુ ઉપવાસ 57

15) મારો વ્યક્તિગત અનુભવ 59

16) ડબલ્યુ.એચ.ઓ. અને સરકારે "શિવામ્બુ ચિકિત્સા" ને માન્યતા આપવી જોઈએ 63

અનુક્રમણિકા

17)	ઉપચારના પ્રકાર અને વિધિ	66
18)	શિવામ્બુ અને શિવામ્બુ વેટ પેક	68
19)	પીવાની, માલિશ કરવાની અને વેટ પેક રાખવાની રીત	72
20)	સંતુલિત અને હળવા આહારનું નીચે મુજબ પાલન કરો:-	75
21)	3 મહિના પછી નીચેના આહાર શામેલ કરી શકાય છે:-	78
22)	સર્જરી અને કેમોથેરાપી વિના કેંસરને નિયંત્રિત અને ઠીક કરી શકાય છે	80
23)	કેંસરના 10 દર્દીઓની કેસ હિસ્ટરી અને પ્રસંશાપત્ર ટેસ્ટીમોનિયલ 1	82
24)	ટેસ્ટીમોનિયલ 2 મોઢા / ગાલ કેન્સર સર્જરી / કેમોથેરાપી વગર ઠીક થયું	84
25)	ટેસ્ટીમોનિયલ 3	87
26)	ટેસ્ટીમોનિયલ 4 પેટનું કેંસર	97
27)	ટેસ્ટીમોનિયલ - 5 પેપિલરી એડેનોકાર્સિનોમા (અંડાશયનું કેન્સર)	106
28)	ટેસ્ટીમોનિયલ - 6 ત્વચાનું કેંસર શિવામ્બુ ચિકિત્સા તે ખરેખર કામ કરે છે	112
29)	ટેસ્ટીમોનિયલ - 7 યકૃત સાથે પેટનું કેંસર મેટાસ્ટેસિસ - 4થુ સ્ટેજ	114
30)	ટેસ્ટીમોનિયલ - 8 સીએમએલ લ્યુકેમિયા (કેંસર)	116
31)	ટેસ્ટીમોનિયલ - 9 કેંસર	118
32)	ટેસ્ટીમોનિયલ - 10 હોઠનું કેંસર	119
33)	શિવામ્બુ ચિકિત્સા પર નિષ્કર્ષ	121
34)	પ્રકરણ - 2 શિવામ્બુ ચિકિત્સા થી ડાયાબિટીસ નું નિયંત્રણ/ ઉપચાર	123
35)	વર્ષ 2007 થી મેં ઘણા પત્રો આગળ મોકલ્યા છે:-	130
36)	પત્રની નકલ આગળ મોકલી: પ્રતિ ડેપ્યુટી ડાઇરેક્ટર, નેશનલ એઇડ્સ કંટ્રોલ ઓર્ગેનાઇજેશન, દિલ્લી	132

અનુક્રમણિકા

37) પત્રની નકલ આગળ મોકલી: પ્રતિ ડો. સંધ્યા કાબરા, નેશનલ એઇડ્સ કંટ્રોલ ઓર્ગેનાઇજેશન, દિલ્લી 133

38) પત્રની નકલ આગળ મોકલી: પ્રતિ ડો. દિપાલી મુખર્જી, ઇંડિયન કાઉન્સીલ ઓફ મેડિકલ રિસર્ચ, નવી દિલ્લી 134

39) પત્રની નકલ આગળ મોકલી (12 પન્ના): પ્રતિ ડો. દિપાલી મુખર્જી, ઇંડિયન કાઉન્સીલ ઓફ મેડિકલ રિસર્ચ, નવી દિલ્લી.................... 135

40) પત્રની નકલ આગળ મોકલી: પ્રતિ ડો. અંબુમણિ રામદોસ પ્રેસિડેંટ આઇ.સી.એમ.આર યુનિયન મિનિસ્ટર હેલ્થ ઓફ ફેમિલી વેલફેર, નવી દિલ્લી.................... 136

41) પત્રની નકલ આગળ મોકલી: પ્રતિ શ્રીમતી પ્રતિભા પાટિલ, ભારતના રાષ્ટ્ર પ્રમુખ, નવી દિલ્લી 137

42) મને નીચેના પત્રો સરકારી વિભાગ તરફથી મળ્યા છે.................... 138

43) પત્રની નકલ તરફથી:.................... 140

44) પત્રની નકલ, આમના તરફથી:- ચંદ્રેશ સોના, નાયબ સચિવ:- વડા પ્રધાન કાર્યાલય, નવી દિલ્લી હિન્દી બુક ("मूत्र चिकित्सा के प्राकृतिक लाभ"ની સાથે પત્ર મળવા બદલ સ્વીકૃતિ મોકલી છે 141

45) પત્રની નકલ, આમના તરફથી: - ઉપપ્રમુખ ના સચિવાલય ના સચિવ અંદર એ પત્ર આગળ રવાના કર્યો પ્રતિ: - પ્રતિ, સચિવ (આરોગ્ય), આરોગ્ય અને પરિવાર કલ્યાણ મંત્રાલય, નરીમાન ભવન, નવી દિલ્હી 142

46) પત્રની નકલ, આમના તરફથી: - એન. યુવરાજ, ખાનગી સિક્રેરી આના માટે: - ભારતના નાયબ-પ્રમુખ પત્ર સાથે અંગ્રેજી, હિંદી અને કન્નડમાં "નેચરલ બેનેફિટ્સ ઓફ યુરીન થેરાપી" પુસ્તક મળવા માટે સ્વીકૃતિ મોકલી છે 143

અનુક્રમણિકા

47) પત્રની નકલ, આમના તરફથી: -લોકસભા સચિવાલય પાર્લીમેંટ હાઉસ એનેક્સી, નવી દિલ્હી આગળ મોકલ્યો:પ્રતિ: શ્રી વૈદ્ય કોટેચા, સ્પેશિયલ સચિવ, આયુષ મંત્રાલય, ભારત સરકાર, નવી દિલ્લી..................144

48) પત્રની નકલ, આમના તરફથી: - જનસ્પંદન, કર્ણાટક સરકારે પત્ર આગળ મોકલ્યો છે: - પ્રતિ, આરોગ્ય અને પરિવાર કલ્યાણ વિભાગ કમિશનર, આરોગ્ય અને પરિવાર કલ્યાણ, બેંગલોર........................145

49) કન્નડ ભાષામાં પ્રથમ પુસ્તક "નેચરલ બેનેફિટ્સ ઓફ યુરીન થેરાપી" નું અન્ના હજારે ના હસ્તે 2012 માં જિંદાલ, બેંગલોર ખાતે વિમોચન............146

50) અંગ્રેજી, હિંદી, તામિલ અને કન્નડમાં નોશન પ્રેસ, ચેન્નાઇ દ્વારા પ્રકાશિત "નેચરલ બેનેફિટ્સ ઓફ યુરીન થેરાપી" પુસ્તકનું વિમોચન......................148

જગદીશ આર ભુરાણી

શ્રી ડો.કે.સી. બલાલનું પ્રશંસા પત્ર
પૂર્વ પ્રમુખ: એન.આઈ.એમ.એ. ઓલ ઈંડિયા, નવી દિલ્લી

Dr. Ballal's Aayur Care Clinic
Special Care: Hair, Skin & Allergy, Asthma, Diabetes, Joint Pain Problems
Sterility & all Types of Gynecological Problems
No. 34/1, 5th Cross, 11th 'B' Cross, Malleshwaram (E), Bangalore – 560003

Dr. K.C Ballal, BSAM, BAMS   Dr. vimala Ballal, BSAM, BAMS
Mob: - 099005 67924   Ph: - 65316758
Regd. No.1791   Regd. No. 6721

Dr. Hamsini K. Ballal
Regd. No. 17747

Date 27-10-2010

I am Dr. K.C. Ballal an integrated Physician (B.S.A.M. Ayurveda degree and B.A.M.S Allopathy course) since 1977. I am a Regd. Medical Practitioner.

I started my career with 100% Allopathy line of treatment. In 1979 I joined Navashakthi Ayurvedic Aushadhalaya of Dr. C.D. Pants at 5th Main, 6th Cross, Gandhinagar BANGALORE. Then I started practicing Ayurveda during morning time and Allopathy during evening time.

Then slowly I came to know about the side effects of Allopathy Medicine and started practicing more Ayurvedic line of treatment. Then I started encouraging alternative systems of medicine that is Acupuncture, Magneto Therapy and also system like Homoeopathy and Unani. My main theme is to give good results to the patients (early and safe) by any system of medicine. I used to refer my patients to other systems and alternative therapy.

In 1995 I found a very good alternative system through Mr. JAGDISH BHURANI that is "Self Urine Therapy" in Ayurveda it is called as Shivambu. I used to refer many patients to JAGDISH BHURANI for Urine Therapy of many ailments like "Kidney Failure", Breast Cancer, Arthritis, Alopecia, Muscular Dystrophy, and Mentally Challenged (retarded) cases. He has treated almost all the cases very successfully.

- 2 -

My suggestion to the public is that they should utilize and adopt this ancient way of treatment, just like our former Prime Minister Sri Morarji Desai was using Urine Therapy. Especially the poorest of the poor should adopt this, because no need of spending money on the treatment, including for the cancer treatment which Mr. JAGDISH BHURANI has successfully handled.

He is doing a very good Free Service to the human kind. So let us all popularize this Urine Therapy and join hands with Mr. JAGDISH BHURANI to help Nation and the World to be healthy by 2020. It is preventive and curative method also.

(Dr. K. C. Ballal)
Member – C.C.I.M. Govt. of India, New Delhi
Past President: – N.I.M.A. All India, New Delhi

ડો. બલાલ્સ આયુર કેર ક્લિનિક

સ્પેશિયલ કેર: વાળ, ચામડી અને એલર્જી, અસ્થમા, ડાયાબિટીસ, સાંધાના દુઃખાવાની ફરિયાદ, વાંઝીયાપણું, અને દરેક પ્રકારની ગાયનેકોલોજીકલ સમસ્યા

નંબર 34/1, 5 મો ક્રોસ, 11 મો "બી" ક્રોસ, મલ્લેશ્વરમ(પૂર્વ), બેંગલોર-560003

ડો. કે. સી. બલાલ,
બીએસએએમ બીએએમએસ
રેજી. નં.1791
મોબાઇલ: 099005 67924

ડો. વિમલા બલાલ,
બીએસએએમ બીએએમએસ
રેજી. નં.6721
ફોન: 65316758

ડો. હંસીની કે. બલાલ
રેજી. નં.17747

તા.27-10-2010

હું ડો. કે. સી. બલાલ (બી.એસ.એ.એમ. આયુર્વેદ ડિગ્રી અને બી.એ.એમ.એસ. એલોપથી કોર્સ) 1977 થી સંકલિત ફિઝિશ્યન છુ. હું એક રજીસ્ટર તબીબી વ્યવસાયી છુ.

મે એલોપેથી લાઇનથી મારી કારકિર્દીની શરૂઆત કરી હતી. 1979 માં હું ડો. સી. ડી. પંતના નવશક્તિ આયુર્વેદિક ઔષધાલય, 5મો મેઇન,

6ઠો ક્રોસ, ગાંધીનગર બેંગલોર માં જોડાયો. પછી મેં સવારના સમય દરમિયાન આયુર્વેદ અને સાંજના સમયે એલોપથીની પ્રેક્ટિસ શરૂ કરી.

પછી ધીરે ધીરે મને એલોપેથીની આડ અસરો વિશે જાણવા મળ્યું અને વધારે આયુર્વેદિક લાઇનની સારવાર કરવી શરૂ કરી. ત્યારબાદ મે હોમિયોપથી અને યૂનાની જેવી વૈકલ્પિક પદ્ધતિને પ્રોત્સાહન આપવાનું શરૂ કરું. મારી મુખ્ય થીમ એ છે કે મારી દવાઓની પદ્ધતિ દ્વારા દર્દીઓને સારા (વહેલા અને સલામત) પરિણામ આપવા. હું મારા દર્દીઓને અન્ય પદ્ધતિ અને વૈકલ્પિત ઉપચાર માટે સંદર્ભિત(રીફર) કરતો હતો.

1995 માં મને શ્રી જગદીશ ભુરાણી દ્વારા એક ખૂબ જ સારી પદ્ધતિ જાણવા મળી જે "સ્વ મૂત્ર ચિકિત્સા" જેને આયુર્વેદમાં શિવામ્બુ કહે છે. હું ઘણા કેસો જેવાકે "કિડની ફેઇલ થવી", સ્તન કેંસર, સંધિવા, ટાલિયાપણું, સ્નાયુ વિકૃતિ(મસ્ક્યુલર ડિસ્ટ્રોફી) અને માનસિક વિકલાંગ(મંદબુદ્ધિ) જેવી ઘણી બીમારીઓની શિવામ્બુ ચિકિત્સા માટે હું ઘણા દર્દીઓને જગદીશ ભુરાણીને રીફર કરતો હતો. તેણે લગભગ બધા કેસોની સફળતા પૂર્વક સારવાર કરી છે.

લોકો સમક્ષ મારૂ સૂચન છે કે જેમ આપડા ભુતપૂર્વ વડાપ્રધાન શ્રી મોરારજી દેસાઇ શિવામ્બુ ચિકિત્સા નો ઉપયોગ કરતાં હતા તેમ તેઓએ(લોકોએ) આ પ્રાચીન રીતનો આ ઉપયોગ કરવો જોઈએ અને આ પદ્ધતિને અપનાવવી જોઈએ. ખાસ કરીને ગરીબ માં ગરીબ લોકોએ પણ આ ચિકિત્સા પદ્ધતિ અપનાવવી જોઈએ , કેમ કે કેંસર કે અન્ય સારવાર જેવી ખર્ચાળ સારવાર પર પૈસા ખર્ચવાની જરૂર નથી તેને

બદલે શ્રી જગદીશ ભુરાણી એ સફળતા પૂર્વક કરેલી સારવાર અપનાવવી જોઈએ.

તેઓ માનવજાત માટે ખૂબ જ સારી નિ:શૂલ્ક સેવા આપી રહ્યા છે. તો ચાલો આપડે બધા શિવામ્બુ ચિકિત્સા ને લોકપ્રિય બનાવીએ અને રાષ્ટ્ર તથા વિશ્વને 2020 સુધીમાં સ્વસ્થ થઈ જાય તે માટે શ્રી જગદીશ ભુરાણી સાથે હાથ મિલાવીએ. તે નિવારક અને ઉપચારાત્મક પદ્ધતિ પણ છે.

(ડો. કે. સી. બલાલ)

સભ્ય – સી.સી.આઈ.એમ, ભારત સરકાર, નવી દિલ્લી

પૂર્વ પ્રમુખ - એન.આઈ.એમ.એ. ઓલ ઈન્ડિયા, નવી દિલ્લી

ડો. કે. સી. બલાલ "ડો. બલાલ્સ આયુર કેર ક્લિનિક" વર્ષ 1995 થી તેના જૂના હઠીલા દર્દોથી પીડાતા દર્દીઓને મારી ભલામણ અને સંદર્ભ આપી રહ્યા છે તે બધાએ આ સારવારથી લાભ મેળવ્યા અને પ્રાપ્ત કર્યા છે.

(ડો. કે. સી. બલાલ મોબાઇલ: -

Mob: 09900567924)2

શિવામ્બુ "જીવનનું અમૃત" કેંસરનો ઉપચાર કરો મૂત્ર ચિકિત્સાની સાથે

R. C. Aggarwal
Advocate
Supreme Court of India
C-2 /29, Phase 2
Ashok Vihar, Delhi 110052

E-mail: raggarwal.bharat@gmail.com

To:

May 19, 2019

Mr. Jagdish R Bhurani
D-1202, Mantri Elegance
N.S. Palya
Bannerghatta Main Road
Bengaluru, Karnataka-560 076

Dear Mr. Jagdish Bhurani Ji,

I am a naturopath with 55 years of experience. I have been doing research in Ayurveda and naturopathy for over five decades.

I have authored four books which have been awarded by the Chief Justice of India (CJI). I have published several articles on different subjects. I have a firm conviction that our ancient therapeutic system of Urine Therapy, Ayurveda and Naturopathy and some other medical system in the alternative medicine family are very efficacious in preventing & curing cancer in a holistic and organic manner!

It is unfortunate due to lack awareness and/or faith in alternative medicine, a lot many patients seek allopathic treatment which entails serious side-effects, and pain and suffering, leaving the patients in a debilitated state; in many cases allopathic treatment fails to cure (rather it compounds the disease with serious side effects) and it is very costly also and in many cases it is a cause of financial of ruin. It is a common knowledge that cancer is a degenerative disease and in lot of cases it is terminal. Cancer has emerged as the second biggest killer in the world.

I and Mr. Jagdish Bhurani have a common aim of finding a cure of cancer thereby saving millions of lives across the world. Mr. Jagdish Bhurani has

જગદીશ આર ભુરાણી

been successfully treating patients (with urine therapy) afflicted with serious diseases like cancer (Mr. Bhurani has successfully treated 4th stage cancer (where no drug works), AIDS etc. for many years; in the case of many patients allopathy had failed and the allopathic doctors had given such patients a certain period of survival. As is evident that urine therapy is a miracle cure for a host of serious diseases including life threatening ones and it costs nothing and is very handy. It certainly is a panacea for the ailing people. The proven safety, effectiveness of urine therapy warrant due recognition and far more outreach and publicity!

I came in contact with Mr. Jagdish Bhurani in April, 2019, after our extensive discussions, Mr. Bhurani decided to write the second edition of the book, "Cure Cancer with Urine Therapy" and he has forwarded the article to me and after going through it, I have found that it has immense therapeutic potential to cure the disease. I hope that the book will educate the public and will stimulate the discussion and will lead to both the public and the medical and scientific communities to take a serious look at the therapeutic potential of urine therapy! And the people can take a more educated and intelligent decisions regarding our health care options!

We are determined to prevent the occurrence of cancer on the planet and contribute, in every possible manner, toward finding its cure.

It is also noteworthy that Mr. Bhurani has forwarded the letter to the President of India, Vice President of India and the Prime Minister of India for according the recognition to Urine Therapy and for actively promoting it as the mainstream medicine for curing a number of diseases including life-threatening ones. Implementation of the aforesaid will save millions of lives and mitigate the pain & suffering of a large number of patients.

He has also written similar letters to the Indian Council of Medical Research (ICMR) and National AIDS Control Organization (NACO).

Mr. Bhurani's work is a 'legacy to humanity'.
I pray to God Almighty for his success, happiness, longevity, prosperity and good health!
Best regards,

R C Aggarwal

આર. સી. અગ્રવાલ

email: raggarwal.bharat@gmail.com

એડવોકેટ

સુપ્રીમ કોર્ટ ભારત

C-2 / 29, ફેજ-2

અશોક વિહાર, દિલ્લી, 110052

પ્રતિ: મે 19, 2019

શ્રી જગદીશ આર. ભુરાણી

ડી. 1202, મંત્રી એલિગન્સ

એન. એસ. પાલ્ય

બનારઘાટા મેઇન રોડ

બેંગલોર, કર્ણાટક-560076

પ્રિય શ્રી જગદીશ ભૂરાણીજી,

હું 55 વર્ષનો અનુભવ ધરાવતો નિસર્ગોપચારક છું. હું પાંચ દશકાઓથી આયુર્વેદ અને નિસર્ગોપચારમાં સંશોધન કરું છું.

મેં ચાર પુસ્તકો લખ્યા છે જે ભારતના મુખ્ય ન્યાયાધીશ (સીજેઆઈ) દ્વારા એનાયત કરવામાં આવ્યા છે. મેં વિવિધ વિષયો પર ઘણા લેખો પ્રકાશિત કર્યા છે. મને દ્રઢ વિશ્વાસ છે કે શિવામ્બુ ચિકિત્સાની પ્રાચીન ચિકિત્સિય પદ્ધતિ, આયુર્વેદ, નિસર્ગોપચાર અને વૈકલ્પિક ચિકિસા પરિવારની અન્ય તબીબી પદ્ધતિઓ એક સંપૂર્ણ અને જૈવિક રીતે કેંસર ને રોકવા અને મટાડવામાં ખૂબ જ અસરકારક છે.

તે દુર્ભાગ્ય છે કે જાગૃતિ કે/અને વૈકલ્પિક ચિકિત્સા માં વિશ્વાસ ના અભાવે ઘણા દર્દીઓ એલોપથીક સારવાર લે છે જે ગંભીર આડઅસરો, અને પીડા અને વેદનાને લીધે દર્દીને નબળી સ્થિતિમાં મૂકી દે છે; ઘણા કેસોમાં એલોપેથિક સારવાર ઉપચાર કરવામાં નિષ્ફળ થાય છે (તેનાથી તે રોગને ગંભીર આડઅસરોથી સંયોજિત કરે છે) અને તે ખૂબ ખર્ચાળ પણ છે અને ઘણા કિસ્સાઓમાં તે આર્થિક વિનાશનું કારણ છે. એવી સામાન્ય જાણકારી છે કે કેંસર એક અસાધ્ય રોગ છે અને ઘણા મામલમાં તે મૃત્યુકારક છે. કેંસર વિશ્વનો બીજો સૌથી મોટો ઘાતક રોગ તરીકે ઉભરી આવ્યો છે.

મારો અને શ્રી જગદીશ ભુરાણીનો કેંસરનો ઉપાય શોધવાનો એક સામાન્ય ઉદ્દેશ એ છે કે જેના ફળસ્વરૂપ વિશ્વના લાખો લોકોના જીવ બચાવી શકાય. શ્રી જગદીશ ભુરાણી કેંસર જેવા ગંભીર રોગથી પીડિત દર્દીની (શિવામ્બુ ચિકિત્સાથી) સફળતાપૂર્વક સારવાર કરી રહ્યા છે (શ્રી ભુરાણીએ ઘણા વર્ષોથી ચોથા તબક્કાના કેંસર (જ્યાં કોઈ દવા કામ કરતી નથી), એડ્સ વગેરેની સફળતાપૂર્વક સારવાર કરી છે; જેમાં ઘણા કિસ્સાઓમાં એલોપથી નિષ્ફળ ગઈ હતી અને એલોપથી ડોકટોરોએ આવા દર્દીઓને નિશ્ચિત સમયગાળા સુધી જ જીવી શકે તેવો સમય

આપ્યો હતો. જેમ કે સ્પષ્ટ છે કે શિવામ્બુ ચિકિત્સા એ રોગોના યજમાન જેમાં વ્યક્તિની જાન નો પણ ખતરો હોય તેને માટે એક ચમત્કારિક ઉપાય છે અને તેમાં કોઈ ખર્ચો નથી અને હાથવગી છે. તે બીમાર માણસો માટે રામબાણ છે. શિવામ્બુ ચિકિત્સાએ સલામતી સિદ્ધ અને હજી સુધી વધુ પહોંચ અને પ્રસિદ્ધિ અસરકારકતા છે!

હું એપ્રિલ 2019 માં શ્રી જગદીશ ભુરાણીના સંપર્કમાં આવ્યો, અમારી વિસ્તૃત ચર્ચાઓ પછી, શ્રી ભુરાણીએ પુસ્તકની બીજી આવૃત્તિ "ક્યોર કેંસર વિથ યુરીન થેરાપી" લખવાનું નક્કી કર્યું. તેમણે મને લેખ મોકલ્યો અને તેનો અભ્યાસ કર્યા પછી મને જાણવા મળ્યું કે તેમાં રોગોને મટાડવાની ઘણી ઉપચારાત્મક સંભાવના છે. હું આશા રાખું છુ કે પુસ્તક જાહેર જનતા ને શિક્ષિત કરશે અને ચર્ચાને પ્રોત્સાહિત કરશે અને જાહેર જનતા અને તબીબી

આર. સી. અગ્રવાલ

"ઉત્તમ સ્વાસ્થ્યના રહસ્ય પર શૈક્ષણિક વિભાગો"

શિવામ્બુ ચિકિત્સા નું શિક્ષણ અને જાગરુકતા એ દરેક માટે સ્વસ્થ અને તંદુરસ્ત જીવવા ઉત્તમ સ્વાસ્થ્ય નું એક રહસ્ય છે.

તે કેંસર અને બધા રોગોના ઉપચાર / નિયંત્રિત કરવાની કુદરતી શક્તિઓ ધરાવે છે. તે ખૂબ જ અસરકારક ઉપચાર પદ્ધતિ અને સૌથી શક્તિશાળી કુદરતી સારવાર છે.

હું જગદીશ આર ભુરાણી પુસ્તકનો લેખક છું: -

1) "નેચરલ બેનેફિટ્સ ઓફ યુરીન થેરાપી" (શિવામ્બુ ઉપચારના કુદરતી ફાયદાઓ)

2) "ક્યોર કેંસર વિથ યુરીન થેરાપી" (શિવામ્બુ ચિકિત્સાથી કેંસર ને ઠીક કરો)

મેં પીડિત દર્દીઓની સારવાર / ઉપચાર કર્યો છે: -

આખરી 4 થા તબક્કાનું સ્તન, ફેફસા અને હાડકાંનું કેંસર "બ્રેસ્ટ કાર્સિનોમા"

પેટનું કેંસર "કાર્સિનોમા પેટ"

અંડાશયનું કેન્સર "પેપિલરી એડન કાર્સિનોમા"

મોં / ગાલનું કેંસર, હોંઠ કેંસર, સીએમએલ લ્યુકેમિયા (કેંસર)

લીવર મેટાસ્ટેસિસ સાથે પેટનું 4 થા તબક્કાનું કેંસર

(સ્તન, ફેફસાં અને હાડકાંનું કેંસર, પેટનું કેંસર, અંડાશયનું કેંસર, હોઠનું કેંસર, મો / ગાલ નું કેંસર, સીએમએલ લ્યુકેમિયા (કેંસર), પેટ / યકૃતનું કેંસર)

શિવામ્બુ ચિકિત્સા એ ઉપચારની પ્રાચીન પદ્ધતિ છે જે પેઢી ડ પેઢી ચાલી આવી છે.

શિવામ્બુ ચિકિત્સાનો સંદર્ભ આયુર્વેદના લગભગ તમામ ભાગોમાં જોવા મળે છે. અને તે યોગાભ્યાસની પ્રાચીન પદ્ધતિ પણ છે.

પ્રાચીન ધર્મ પુસ્તકો અને વેદોમાં મૂત્ર નો શિવામ્બુ(સ્વ મૂત્ર) તરીકે ઉલ્લેખ છે જેનો અર્થ શિવ નું પાણી એવો થાય છે. તેઓએ શિવામ્બુ ને પવિત્ર પાણી ગણાવ્યું છે. તેમના માટે શિવામ્બુ દૂધ કરતાં વધારે પૌષ્ટિક છે.

પ્રાચીન પદ્ધતિમાં "શિવામ્બુ ચિકિત્સા" ને સારવાર ની પરંપરાગત પદ્ધતિ તરીકે અભ્યાસ કરવામાં આવતો હતો જે મોટાભાગના લોકોને તેનો લાભ અને ફાયદાઓ અપાવવા માટે ખૂબ જ મુશ્કેલ હતી.

મે શિવામ્બુ ચિકિત્સાથી મહત્તમ લાભો મેળવવા માટે યોગ્ય પદ્ધતિ અને તકનિક ની તપાસ અને અભ્યાસ કર્યો છે જે જન્મથી મગજ ના લકવાથી પીડાતા બાળકો સહિત દરેક વ્યક્તિ દ્વારા અનુસરી અને અભ્યાસ કરી શકાય છે. તેનો સરળ પદ્ધતિમાં ઘરે અભ્યાસ કરી શકાય છે.

શિવામ્બુ ચિકિત્સા એ તમામ પ્રકારના જૂના હઠીલા રોગો ને દવા વગર મટાડવાની અને સારા સ્વાસ્થ્ય ને જાળવવાની પદ્ધતિ છે. મોટાભાગના લોકોને શિવામ્બુ માટે સૂગ છે કારણ કે તેઓ તેના

ફાયદાઓથી જાગૃત નથી. તેઓએ સકારાત્મક વલણ કેળવવું જોઈએ અને આપણી અંદરની કુદરતી ઉપચાર શક્તિ નો અહેસાસ કરવો જોઈએ. જૂના હઠીલા રોગોથી પીડાતા દર્દીઓ જ્યારે ખુશીખુશી અને સકારાત્મક વલણ સાથે શિવામ્બુ ચિકિત્સા અપનાવે છે તેઓ 10 થી 15 દિવસના ટૂંકા ગાળામાં તેમના માનસિક અને શારીરિક સ્વાસ્થ્ય ના ફાયદાઓ નું અવલોકન અને અનુભવ કરશે.

શિવામ્બુ ચિકિત્સા ની યોગ્ય પદ્ધતિ એ છે કે શિવામ્બુ પાન કરવું, શિવામ્બુ થી આખા શરીરે માલિશ કરવી, શિવામ્બુ નું વેટ પેક રાખવું અને પાણી તથા ફળોના રસ પીવા સાથે સંતુલિત આહાર જાળવવો. જે લોકો આ ઉપચારને યોગ્ય પદ્ધતિમાં અપનાવશે તે સફેદ રંગનું(પાણી જેવુ) શિવામ્બુ કરશે જેમાં કોઈ ગંધ નથી હોતી

શિવામ્બુ ઉપચારની જાગૃતિ લાખો લોકોનું જીવન બચાવી શકે છે

મે એનએસીઓ, આઈસીએમઆર, દિલ્લી, કેન્દ્ર સરકાર, ભારતના રાષ્ટ્રપતિ, ભારતના વડાપ્રધાન, કેન્દ્રિય, આરોગ્ય પ્રધાન દિલ્લી, અને વિવિધ સરકારી આરોગ્ય વિભાગને વર્ષ 2007થી મારા પત્રો મોકલું છુ અને વિનંતી કરું છુ: -

"શિવામ્બુ ચિકિત્સા" ને માન્યતા અને પ્રોત્સાહન આપો.

સરકારે આયુર્વેદ અને હોમિયોપથીને માન્યતા આપી છે.

સરકારે આવીજ રીતે "શિવામ્બુ ચિકિત્સા"ને માન્યતા આપવી જોઈએ. "શિવામ્બુ ચિકિત્સા" એ સારવારની ખૂબ જ શક્તિશાળી કુદરતી ઉપચારની પદ્ધતિ છે.

હું શક્તિશાળી "શિવામ્બુ ચિકિત્સા" ની મદદથી ભારત અને વિશ્વભરમાં બનતી કેંસરની ઘટનાઓ ને રોકવા અને મોટા પ્રમાણમાં લોકોની મદદ કરવા મારા પ્રયાસ નું યોગદાન આપવા કટિબદ્ધ છુ!

મેં આ પુસ્તકમાં કેંસરના દર્દીઓના ટેસ્ટીમોનિયલ્સ (પ્રશંસાપત્રો) અને લેખિત નિવેદનો રજૂ કર્યા છે. મે મારી વેબસાઇટ: www.urinetherapy.in પર કેંસર અને અન્ય જૂના હઠીલા રોગોથી પીડાતા દર્દીઓના વિડિયો રેકોર્ડિંગ પણ અપલોડ્સ કર્યા છે. જે લોકોએ શિવામ્બુ ચિકિત્સા થી લાભ મેળવ્યો છે.

ટેસ્ટીમોનિયલ અને વિડિયો રેકોર્ડિંગ એ વૈજ્ઞાનિક સબૂતોના પુરાવા છે.

હું ભારત સરકાર અને આરોગ્ય વિભાગ ને વિનંતી કરીશ એક "શિવામ્બુ ચિકિત્સા" ને પ્રોત્સાહન આપો જે યોગ ની જેમ 100% સલામત પદ્ધતિ છે. "શિવામ્બુ ચિકિત્સા" એ યોગાભ્યાસ ની પ્રાચીન પદ્ધતિ છે.

"શિવામ્બુ ચિકિત્સા" ને પ્રોત્સાહન લાખો જીંદગીઓ બચાવી શકે છે

"શિવામ્બુ ચિકિત્સા" યોગ ની જેમ 100% સુરક્ષિત છે

શિવામ્બુ ચિકિત્સા એ પ્રાચીન ઉપચારની ખૂબ જ શક્તિશાળી કુદરતી પદ્ધતિ છે.

શિવામ્બુ એ "જીવનનું અમૃત" એક કુદરતી પ્રવાહી છે જે રોગોના યજમાનને મટાડી શકે છે.

શિવામ્બુ એ શરીર નો કાયાકલ્પ કરે છે અને સામાન્ય આરોગ્ય નું સુરક્ષા કવચ છે.

શિવામ્બુ ચિકિત્સા કેંસર, ડાયાબિટીસ અને તમામ પ્રકારના રોગોને નિયંત્રિત / ઠીક કરી શકે છે.

શિવામ્બુ ચિકિત્સા ને કેંસરને રોકવા અને મટાડવામાં ખૂબ જ અસરકારક છે.

શિવામ્બુ ચિકિત્સા એ તંદુરસ્ત કોષોને માર્યા વગર કેંસરના કોષોને મારી શકે છે.

તે મહત્વ પૂર્ણ અંગો જેવાકે ફેફસા, સ્વાદુપિંડ, યકૃત, મગજ અને હૃદય વગેરે નું સમારકામ / ફરી બનાવી શકે છે.

તે લોહીની ગાંઠોને ઓગળી શકે છે અને લોહીના પુરવઠાનો પ્રવાહ સરળતાથી જાળવી શકે છે.

તે શ્વસન, રુધિરાભિસરણ, ચેતા અને પાચનતંત્રમાં સુધારો કરી શકે છે.

તે સખત સાંધાઓને લચીલા અને ચેતાતંત્ર ને મજબૂત બનાવે છે.

તે હાથ અને પગના સખત સાંધાઓને લચીલા અને ગતિશીલ બનવા સક્રિય કરી શકે છે.

શિવામ્બુ ચિકિત્સા રોગપ્રતિકારક શક્તિને તેજ કરી શકે છે અને ચેતાતંત્રની ખરાબીને સુધારી શકે છે.

શિવામ્બુ ચિકિત્સા યાદશક્તિ, બુદ્ધિમતા અને મગજના કાર્યોને વિકસિત કરી શકે છે.

શિવામ્બુ ચિકિત્સા એ જન્મજાત તમામ બીમારીઓને નિયંત્રિત / ઠીક કરી શકે છે.

શિવામ્બુ ચિકિત્સા તાણ ને દૂર કરી શકે છે તે મગજની સ્થિરતા / શાંતિ પુનઃ સ્થાપિત કરી શકે છે.

શિવામ્બુ ચિકિત્સા શરીર, મન અને આત્મા ના અસંતુલન પર કાબૂ મેળવવા મદદ કરે છે.

શિવામ્બુ ચિકિત્સા સ્વસ્થ અને બીમાર લોકો માટેનો રામબાણ ઈલાજ છે.

શિવામ્બુ ચિકિત્સા બૌધિક, ભાવનાત્મક અને શારીરિક આરોગ્યને મજબૂત કરી શકે છે.

શિવામ્બુ ચિકિત્સા પોષણ અને ઉપચારનો અમુલ્ય સ્ત્રોત છે.

શિવામ્બુ ઉપચાર અધ્યાત્મિક પ્રેરણા માં વધારો કરે છે.

શિવામ્બુ ચિકિત્સાને પ્રોત્સાહન સમગ્ર વિશ્વમાં લાખો જીંદગી બચાવી શકે છે

જગદીશ આર ભુરાણી

શિવામ્બુ ચિકિત્સા

શિવામ્બુ ચિકિત્સા કાઈ નવી નથી, તેના બદલે તે સંપૂર્ણ દવા વગરની સારવારની પદ્ધતિ અને પેઢી દર પેઢી ઉતરી આવતા વાહક રોગોને ઠીક કરવાની સમય સિદ્ધ રીત છે.

ભગવાન શિવે પોતે માતા પાર્વતિને "શિવામ્બુ ચિકિત્સા ના ફાયદાઓ" બતાવ્યા છે જેનો ઉલ્લેખ વેદોના પ્રાચીન પુસ્તક "ડામર તંત્ર" માં કરવામાં આવ્યો છે. "યોગીક અને તાંત્રિક" પુસ્તકોમાં ઘણા સંદર્ભોમાં શિવામ્બુ ને સ્વાસ્થ્ય અને અલૌકિક શક્તિ આપનાર તરીકે છે.

શિવામ્બુમાં રાસાયણિક સંયોજનો હોય છે જે માનવ શરીરના સ્વાસ્થ્યના વિકાસ અને જાળવણી માટે ખૂબ જરૂરી છે. ખરેખર તે વિશ્વમાં શ્રેષ્ઠ પ્રાકૃતિક ઉપલબ્ધ ટોનિક છે. પેશાબમાં કેટલાક અસ્થિર ક્ષાર છે, જે ખૂબ ફાયદાકારક છે. આ ક્ષાર શક્તિશાળી રીતે એસિડ્સને શોષી લે છે અને માનવ શરીરમાં થતી મોટાભાગની બિમારીઓનો નાબૂદ કરે છે અને પરિણામે શરીરની ઘણી મુશ્કેલીઓ તેમના મૂળમાંથી મટી જાય છે.

શિવામ્બુ એ શરીરના દરેક બાહ્ય અને આંતરિક રોગનો શ્રેષ્ઠ ઉપાય છે. તે આંતરડાના ઝેર અને કૃમિનો નાશ કરે છે. તે નવજીવન આપે છે, લોહીને શુદ્ધ કરે છે અને ત્વચાની સમસ્યાઓ દૂર કરે છે. તે આંખોના રોગનો નાશ કરે છે, શરીરને મજબૂત બનાવે છે, પાચનમાં સુધારો કરે છે અને કફ અને શરદીનો નાશ કરે છે. પેશાબ, ફેફસાં, સ્વાદુપિંડ, યકૃત, મગજ, હૃદય વગેરે સહિતના તમામ મહત્વપૂર્ણ અવયવોની મરામત અને પુનઃનિર્માણ કરે છે.

શિવામ્બુ એ શ્રેષ્ઠ પ્રાકૃતિક ટોનિક છે, શિવામ્બુ પીવાથી, કિડની, યકૃત અને પિત્તરોગ, જલોદર, સાઇનસ બંધ થાય, કમળો, પ્લેગ અને અન્ય ઝેરી તાવ મટે છે. બહારથી લગાડવાથી તે ત્વચાને શુદ્ધ કરે છે અને ખોડો મટાડે છે અને કંપવા, સુન્નવા અને લકવા

સામે ઉત્તમ છે. શરીર પર શિવામ્બુ લગાવવાથી ત્વચાના મોટા ભાગના જટિલ રોગો સંપૂર્ણપણે મટાડે છે.

શિવામ્બુ "દૈવી અમૃત" છે કેમકે તે લોહીમાંથી આવે છે, જો યોગ્ય આહાર અનુસરવામાં આવે તો જે પરસ્પર શિવામ્બુ પીવે છે તે પીવા યોગ્ય બનાવશે. જે લોકોને પોતાનું શિવામ્બુ એકત્ર કરવામાં મુશ્કેલી છે તે તંદુરસ્ત વ્યક્તિનું શિવામ્બુ અન્ય કોઈ પણ વ્યક્તિ દ્વારા પી અથવા માલિશ કરી શકાય છે. કોઈ પણ વ્યક્તિ કોઈ પણ અન્ય વ્યક્તિનું શિવામ્બુ પી શકે છે કેમકે વિશ્વમાં આની સમાન બીજો કોઈ ઉપચાર નથી. તેમાં ઉપચારની શક્તિ છે જે આશ્ચર્યજનક છે અને વ્યક્તિ અધ્યાત્મિક બુદ્ધિ મેળવે છે જેનો અનુભવ વ્યક્તિગત રીતે કરવો પડે.

શિવામ્બુ ચિકિત્સા સ્વસ્થ જીવન જાળવવા માટે જરૂરી સામાન્ય હિમોગ્લોબિન અને અન્ય રક્તકણો ની સંખ્યા વધારી શકે છે.

"શિવામ્બુ ચિકિત્સા" યોગ ની જેમ 100% સુરક્ષિત છે

શિવામ્બુ ચિકિત્સાને પ્રોત્સાહન સમગ્ર વિશ્વમાં લાખો જીંદગી બચાવી શકે છે

આપડી અંદર રહેલો ચમત્કારિક ઉપાય શોધો

મનુષ્ય તબીબી હેતુઓ માટે પોતાનો વિસર્જિત પદાર્થ એટલે કે મૂત્ર લઈ શકે તે વિચાર ડોક્ટરો સહિત ઘણાને ધૃણાસ્પદ લાગશે. પરંતુ મૂત્રની જેમ કડવા, તથ્યો પણ કડવા હોય છે, પરંતુ બદલી શકાતા નથી.

થોડુક શિવામ્બુ પીવાથી શરદી અને ચામડીના રોગોથી લઈ કેંસર અને એચ.આઈ.વી/એઇડ્સ સુધીની વિવિધ બીમારીઓ/રોગો મટાડી શકાય છે. શિવામ્બુ ઘટકોનો ઉપયોગ સ્ત્રીઓમાં ગર્ભાશયની સારવાર, સર્વાઇકલ કેંસર, ત્વચાની બિમારીઓ, આંખ અને કાનના ચેપ માટે થાય છે.

શિવામ્બુ એ કિડનીની અતિ ચાળેલું ઉત્પાદન છે. અધ્યયનો દર્શાવે છે કે હોર્મોન્સ, રસાયણો, એન્ટિબોડીઝ જેવા શરીરના નાજુક, મહત્વપૂર્ણ રસાયણો શિવામ્બુ માંથી પસાર થાય છે. શિવામ્બુ પીવાથી આનો ફરીથી ઉપયોગ કરી શકાય છે. શિવામ્બુમાના બધા ઘટકો ચેપ વિરોધી, વૃદ્ધત્વ વિરોધી, જાડાપણું વિરોધી અને કેંસર વિરોધી ગુણધર્મો પ્રદાન કરે છે અને પ્રજનન સહિત હોર્મોનલ સંતુલનનું નિયમન કરે છે.

તેના ફાયદાઓની તુલનામાં જોખમો નહિવત્ છે કારણ કે શિવામ્બુ 100% સલામત છે અને તેની કોઈ આડઅસર થતી નથી. લાભો જોખમો કરતાં વધી જાય છે, તેથી જો કેંસર, ખાંસી, ખીલ અને અન્ય બિમારીઓનો ઉપચાર ખૂબ બોજારૂપ બની જાય, તો તમે ફક્ત શિવામ્બુ ચિકિત્સાનો પ્રયાસ કરી શકો અને ફાયદાઓનો અહેસાસ કરો.

શિવામ્બુ એ કોઈ ગંદા અને ઝેરી પદાર્થ નથી જે શરીર દ્વારા નકારી કાઢવામાં આવે છે. શિવામ્બુ એ લોહી શુદ્ધિકરણની એક આડ-પ્રોડકટ છે, જો યોગ્ય રીતે અપનાવવામાં આવે તો તે કચરો નથી. તબીબી રીતે, તેને "પ્લાઝ્મા અલ્ટ્રા ફિલ્ટ્રેટ" તરીકે ઓળખવામાં આવે છે. તે કિડની દ્વારા બનાવવામાં આવેલ લોહીનું જ શુદ્ધ વ્યુત્પન્ન છે, જેનું મુખ્ય કાર્ય વિસર્જન નથી, પરંતુ તમામ તત્વોનું અને લોહીમાં તેમની સાંદ્રતા ના નિયમનનું છે. પૌષ્ટિક લોહી યકૃતમાંથી પસાર થાય છે જ્યાં ઝેરને નક્કર કચરા તરીકે બહાર કાઢી દૂર કરવામાં આવે છે.

આખરે, આ ચોકખું થયેલું 'શુદ્ધ' લોહી કિડનીમાં ફિલ્ટરિંગ પ્રક્રિયામાંથી પસાર થાય છે, જ્યાં શરીર દ્વારા તે સમયે ઉપયોગી ન શકાય તેવા વધુ પાણી, મીઠા, વિટામિન્સ, ખનિજો, ઉત્સેચકો, એન્ટિબોડીઝ, યુરિયા, યુરિક એસિડ અને અન્ય તત્વો ફોર્મમાં એકત્રિત કરવામાં આવે છે. એક શુદ્ધ, જંતુરહિત, પાણીયુક્ત દ્રાવણ કે જે પેશાબ છે. કિડનીનું કામ લોહીમાં રહેલા વિવિધ તત્વોને સંતુલિત રાખવાનું છે.

લોહીમાં રહેલા મહત્વના તત્વોને એટલા માટે ફિલ્ટર કરવામાં આવતાં નથી કે તે શરીર માટે ઝેરી અને હાનિકારક છે પરંતુ એટલા માટે કરવામાં આવે છે કે શરીરને તે ચોક્કસ સમયે કોઈ તત્વની વિશેષ સાંદ્રતાની જરૂર હોતી નથી. કિડનીની આ નિયંત્રણ પ્રક્રિયા છે જે આપણને આપણા શરીરની એક સમયે જરૂરિયાત કરતાં વધારે ખાવા અને પીવા દે છે.

શિવામ્બુ ચિકિત્સા એ "કાયાકલ્પ માટે શિવામ્બુ પાનની રીત છે". તેને અલૌકિક જીવંત ખોરાક માનવામાં આવે છે કારણ કે તે લોહીનું એક

પેટા-ઉત્પાદન છે અને તેમાં આપની અંદરની 'જીવન શક્તિ!' ઉપચાર શક્તિ છે.

શિવામ્બુ એ પોષણ અને ઉપચારનો અમૂલ્ય સ્રોત માનવામાં આવે છે. માનવ શરીર તેના કાર્યોને નિયમન કરવા અને નિયંત્રિત કરવા માટે વિવિધ એન્ટિબોડીઝ, હોર્મોન્સ, ઉત્સેચકો અને અન્ય કુદરતી રસાયણો સતત ઉત્પન્ન કરે છે અને અસંતુલનનો સામનો કરે છે કે જેના વિશે કોઈને જાણ ન હોય. ક્લિનિકલ અધ્યયનોએ સાબિત કર્યું છે કે હજારો જટિલ શરીરના રસાયણો અને પોષક તત્વો જે શિવામ્બુમાં અંત પામે છે તે વ્યક્તિગત શરીરના કાર્યોને પ્રતિબિંબિત કરે છે.

વૈજ્ઞાનિકોની દલીલ છે કે લોહીમાં જે કંઈપણ હોય છે તે વ્યક્તિ માટે હાનિકારક હોઈ શકતું નથી. તદઉપરાંત, તેઓ કહે છે કે, જ્યારે આંતરિક રીતે શિવામ્બુ લેવામાં આવે છે ત્યારે તે સીધા લોહીના પ્રવાહમાં ભળતું નથી, પરંતુ પાચન તંત્ર દ્વારા ફરીને જાય છે, જ્યાં તેના ઘટકોને અલગ પાડવામાં આવે છે. ઉપયોગી ઘટકો ફરીથી ઉપયોગમાં લેવાય છે, જ્યારે અન્યને નક્કર કચરા તરીકે દૂર કાઢી નાખવામાં આવે છે.

યુરોકાઇનેસ, પણ શિવામ્બુમાં મળી આવતો ઉત્સેચક છે, જે લોહીની ગાંઠો ઓગળવા દવાના રૂપમાં ઉપયોગમાં લેવાય છે અને હૃદય રોગનો ભોગ બનેલાની અંદર કોરોનરી આર્ટરીસ(ધમનીઓ) ને ખૂલી કરવા માટે તેનો વ્યાપક પ્રમાણમા ઉપયોગ થાય છે.

શિવામ્બુને વધારે લાળને શુદ્ધ અને સાફ કરવા, કિડાઓનો નાશ કરવા, અને આંતરડા સાફ કરવા ઓછી માત્રમાં ઈંજેક્ષન દ્વારા લઈ શકાય છે. તે બવાસીરની સારવારમાં અસરકારક છે. તે હડકવા, જંતુ અને સાપ ના કરડવા માટે તે ઉત્તમ મારણ છે.

શ્વસન: શિવામ્બુ સુંઘવાથી બંદ નાક, શરદી અને ફ્લૂ, ખાંસી, સાઇનસાઇટિસ અને ઉપરી શ્વસન નલિકા સાથેની અન્ય સમસ્યાઓ દૂર કરે છે.

તે તબીબી રીતે ક્ષય રોગ વિરોધી સાબિત થાય છે.

ચેતા તંત્ર: શિવામ્બુ એ એલર્જી, સ્વયંપ્રતિરક્ષા રોગો અને રોગપ્રતિકારક શક્તિના અન્ય વિકારો સામે અસરકારક છે. જીભની નીચે થોડા ટીપાં એલર્જિક પ્રતિક્રિયાને દૂર કરે છે અને ચેતાને શાંત કરે છે. કહેવાય છે કે સ્તનની ગાંઠ જેવી દેખાતી ગાંઠો ત્રણથી ચાર અઠવાડિયામાં ગાયબ થઈ જાય છે.

આંખો: શિવામ્બુ સાથે આંખની નિયમિત સારવારથી આંખોની દ્રષ્ટિ સુધરે છે.

આંખોમાં તાજા શિવામ્બુના થોડા ટીપાં કંજક્ટિવાઈટિસ (આંખ આવવી) બહાર કાઢી નાખે છે.

જ્યારે શિવામ્બુને થોડું ઉકાળી અને મધમાં ઓગળવામાં આવે છે તો આંખની ઇજાઓને મટાડે છે.

ત્વચા: ત્વચાનો કાયાકલ્પ અને ભેજયુક્ત કરવા માટે દરરોજ એક દિવસ જૂના શિવામ્બુનો ઉપયોગ દિવસમાં બે વાર કરવો, તેથી તે નરમ અને કોમલ બને છે અને વાળને ઘટાદાર બનાવે છે. શિવામ્બુ સીધું ત્વચા પર લગાવી શકાય છે; શિવામ્બુ દાઝ, જખમો, ખરજવું, સોર્યસિસ અને ત્વચાની અન્ય સમસ્યાઓનો ઈલાજ કરી શકે છે.

જગદીશ આર ભુરાણી

શિવામ્બુ ચિકિત્સાથી કેંસરને ઠીક કરો
ઉપચાર શક્તિ આપણી અંદર છે

લાખો લોકો લાંબી બિમારીથી પીડાઈ રહ્યા છે. આજની માનવજાત અસંખ્ય અસાધ્ય રોગોથી ઘેરાયેલી છે અને માણસ સાવ નિઃસહાય અને ક્ષોભ અનુભવે છે.

સરકાર દ્વારા કરાયેલા સર્વે મુજબ આ ભયાનક રોગોથી અસરગ્રસ્ત લોકો દર વર્ષે વધી રહ્યા છે. વૈજ્ઞાનિકો અને તબીબી સંશોધન વિભાગ તેમની લાખ કોશિશ અને સતત સંશોધન છતાં પણ અનેક રોગો માટે કાયમી ઇલાજ શોધી શક્યા નથી.

કુદરતે આપણને બધી કુદરતી સુવિધાઓ જેવી કે હવા, પાણી, સૂર્યપ્રકાશ વગેરે પ્રદાન કર્યા છે, જે આપણા શરીર માટે જરૂરી છે. તે આપણને "દૈવી અમૃત" પણ પ્રદાન કરે છે જે "શિવામ્બુ" તરીકે ઓળખાય છે જે આપણા શરીરમાંથી વહે છે.

શિવામ્બુ પાસે તમામ પ્રકારના રોગોને નિયંત્રિત કરવા અને મટાડવાની કુદરતી સારવારની શક્તિ છે. જેમ કુદરતે નવજાત બાળકના પોષણ માટે માતાના સ્તનમાં દૂધ પૂરું પાડ્યું છે, તેવી જ રીતે કુદરતે પણ તેમના શરીરના આરોગ્યને જાળવવા અને વિવિધ રોગોના ઉપચાર માટે માનવ શરીરમાં શિવામ્બુ પૂરું પાડ્યું છે.

"શિવામ્બુ ચિકિત્સા" એ સૌથી અસરકારક પ્રાકૃતિક ઉપાય છે અને સારવારની સલામત પદ્ધતિ છે જેની કોઈ આડઅસર નથી. તે કેંસર,

ડાયાબિટીઝ, બ્લડ પ્રેશર એચ.આઇ.વી / એઇડ્સ, કિડનીની નિષ્ફળતા, સ્નાયુ વિકાર, સંધિવા, સોર્યસિસ, વાળ ખરવા, માનસિક મંદતા અને મગજનો લકવો વગેરે જેવા તમામ પ્રકારના રોગોને રોકે છે, નિયંત્રિત કરી શકે છે અને મટાડી શકે છે.

તે રોગપ્રતિકારક શક્તિને તેજ બનાવી શકે છે, ચેતા ખરાબી સુધારી શકે છે, આપણા શરીરમાં સંચિત ઝેરને ઓગાળીને દૂર કરે છે. તે મૃત પેશીઓ ને પુનઃજીવિત, મગજ, હૃદય, ફેફસા, સ્વાદુપિંડ, યકૃત અને આંતરડા વગેરે જેવા મહત્વપૂર્ણ અંગોની પ્રતિકાર શક્તિને ફરીથી બનાવી શકે છે. તે આપણા શરીરને નવયુવાન બનાવે છે અને લોકોના સ્વાસ્થ્યને સુરક્ષા કવચ આપે છે.

મોટા પ્રમાણમાં આખું વિશ્વ ભયાનક રોગોથી છૂટકારો મેળવી શકે છે અને કુદરતી સારવાર શક્તિથી "શિવામ્બુ ચિકિત્સા" સાથે આશીર્વાદ મેળવી શકે છે. બધી જ બિમારીઓ માટેનો "દૈવી રામબાણ" ઉપાય એ અતિ અનુભૂતિ છે જે તમારા જીવનને અપાર આનંદથી ભરી શકે છે. વ્યક્તિનો આત્મવિશ્વાસ અને સકારાત્મક વલણ તેમની બધી સમસ્યાઓ હલ કરી શકે છે અને તે સ્વસ્થ અને સુખી જીવન ટકાવી રાખવામાં સક્ષમ હશે.

ચિકિત્સકો અને ડોકટરો એમ કહેતા રહે છે કે શિવામ્બુ શરીરનું ઝેરી ઉત્સર્જન છે તે સત્યથી દૂર છે. મારા વ્યવહારુ અનુભવથી સાબિત થયું છે કે નિર્દેશ મુજબ વ્યવસ્થિત રીતે યોગ્ય પદ્ધતિમાં શિવામ્બુ ચિકિત્સા કરવાથી લગભગ તમામ રોગોને રોકી, નિયંત્રિત અને ઠીક કરી શકાય છે.

સૂર્ય પ્રકાશ માનવજાત માટે કુદરતની ઉપહાર છે. આપણાં શરીર અને મનને સ્વસ્થ રહેવા માટે સૂર્યપ્રકાશની જરૂર છે. સૂર્યોદય સમયે

સૂર્ય પ્રકાશની હકારાત્મક ઉર્જા શારીરિક, માનસિક અને અધ્યાત્મિક સારવાર નિયંત્રિત અને પ્રોત્સાહિત કરવામાં મદદ કરે છે. સૂર્યને પૃથ્વીનો જીવન સહ-સર્જક અને ધારક માનવમાં આવે છે.

સમગ્ર વિશ્વમાં વૈજ્ઞાનિકો કોઈ અન્ય માનવસર્જિત વૈકલ્પિક શક્તિને સૂર્યપ્રકાશની સમકક્ષ શોધી અથવા બનાવી શકતો નથી.

શિવામ્બુ એ “જીવનનું અમૃત” છે જે એક કુદરતી પ્રવાહી છે જે સ્વસ્થ જીવન જાળવવાના હેતુથી કુદરત દ્વારા ભેટ આપવામાં આવી છે તે રોગોના યજમાનને ઠીક કરી શકે છે. સમકક્ષ અથવા સમાન શક્તિશાળી કુદરતી પ્રવાહી વિશ્વમાં અસ્તિત્વમાં નથી અને વૈકલ્પિક દવાના કોઈપણ અન્ય સ્રોત દ્વારા અથવા કોઈપણ અન્ય વૈજ્ઞાનિક પદ્ધતિ દ્વારા બનાવી કે પ્રાપ્ત કરી શકાતું નથી. શિવામ્બુ એ જીવનનું પાણી છે જે આધ્યાત્મિક વિકાસ અને શારીરિક સુખાકારી માટે આપણા સર્જક દ્વારા આપવામાં આવતો કુદરતી ઉપહાર છે. શિવામ્બુ પાસે કુદરતી ઉપચાર શક્તિ છે જે આપણી અંદર છે. ફક્ત તમે જ તમારી જાતને સ્વસ્થ કરી શકો છો, જ્યાં સુધી તમે તમારી જાતને મદદ ન કરી શકો ત્યાં સુધી કોઈ તમને મદદ કરી શકે નહીં.

શિવામ્બુ એ શરીરની અંદર અને બહારની બધી વ્યથા માટે સાર્વત્રિક અને ઉત્તમ ઉપાય છે. તે ઝેરનું મારણ છે અને ઝેરનો નાશ કરે છે અને વીઆઈટી, પીઆઈટીટી, કેએએફએફએથી ઉત્પન્ન થયેલા તમામ રોગ અને તે પાચનમાં સુધારો કરે છે અને શરીર મજબૂત બને છે. તે શરીરમાંથી નકામા પદાર્થો અને ઝેરને દૂર કરીને અને શરીરની રક્ષણાત્મક યાંત્રિકિને તેજ કરીને માંદગીને મટાડે છે. તે જંતુઓ અને અન્ય ઝેરી ડંખ પર આશ્ચર્યજનક રીતે કાર્ય કરે છે. તે ગર્ભાશયમાં

તમામ પ્રકારની ગર્ભાધનની સમસ્યા, અતિશય માસિક સ્રાવ અને ગાંઠ માટે કામ કરે છે. તે આંખોના ઘણા રોગો, આંતરડાના કૃમિ, લાલચટક તાવ અને ત્વચાના તમામ રોગોનો નાશ કરે છે.

સ્વસ્થ જીવન જાળવવાના હેતુથી શિવામ્બુ કુદરત દ્વારા ભેટ આપવામાં આવ્યું છે. તે તમામ પ્રકારના રોગોને મટાડવાની અને સારું સ્વાસ્થ્ય જાળવવાની એક સંપૂર્ણ દવા વગરની પદ્ધતિ છે. તે લોહીને શુદ્ધ કરે છે અને જીવનને નવો તબક્કો આપે છે. શિવામ્બુમાં આવશ્યક સંયોજનો, વિટામિન્સ, હોર્મોન્સ અને તમામ મૂલ્યવાન ખનિજો, ક્ષાર અને રાસાયણિક સંયોજનો હોય છે જે માનવ શરીરના વિકાસ અને જાળવણી માટે ખૂબ જ જરૂરી છે. શિવામ્બુ શક્તિશાળી અસ્થિર મીઠું એસિડને શોષી લે છે અને માનવ શરીરમાં મોટાભાગના રોગના વિવિધ મૂળને નષ્ટ કરે છે.

શિવામ્બુનો સ્વાદ અને તેનો રંગ આપણે શું પીએ છીએ અને ખાઈએ છીએ તેના પર નિર્ભર છે. વ્યક્તિઓએ તેની સાથે જોડાયેલી સૂગને દૂર કરવી પડશે અને યોગ્ય પદ્ધતિ, તકનીક, જરૂરી આહાર અને ઉપચારની રીતને સમજવી પડશે. જ્યારે આપણે આપણા વાસણો અથવા ગંદા કપડાંને શુદ્ધ પાણીથી ધોઈએ છીએ, ત્યારે પાણી ગંદા થઈ જાય છે જેને ગટરમાં નિકાલ કરવો પડે છે. એ જ રીતે જો આપણે આપણા આહારમાં તેલ, મીઠું અને મરચાનો સમાવેશ કરીએ તો આપણે પીળો રંગનું મૂત્ર કરીશું અને તેમાં ગંધ હશે જેનો નિકાલ કરવો પડશે. પરંતુ જો આપણે આપણા આહારમાં તેલ, મીઠું અને મરચાનો સમાવેશ ન કરીએ અને સંતુલિત હળવા આહાર લઈએ, પુષ્કળ પાણી અને ફળોનો રસ પીએ તો

આપણે શુદ્ધ પાણી જેવા રંગહીન મૂત્ર કરશું જેમાં ઘણા વિવિધ વિટામિન હોય છે.

શિવામ્બુ એ લોહીનો પાણીનો ભાગ છે. શિવામ્બુ લોહીમાંથી આવે છે, તેથી તે યોગ્ય આહાર દ્વારા અનુસરવામાં આવે છે, જો તે પરસ્પર શિવામ્બુ પીતા હોય તો તે પીવા લાયક બનશે. તંદુરસ્ત વ્યક્તિનું શિવામ્બુ જો કોઈ વ્યક્તિને પોતાનું શિવામ્બુ એકત્ર કરવા મુશ્કેલી અથવા અસમર્થ હોય તો પી અથવા માલિશ કરી શકે છે.

કોઈ વ્યક્તિ અન્ય કોઈપણ તંદુરસ્ત વ્યક્તિનું પેશાબ પી શકે છે, કારણ કે આના જેવો બીજો કોઈ ઉપાય નથી. તેમાં ઉપચાર શક્તિ શામેલ છે જે આશ્ચર્યજનક છે અને વ્યક્તિ આધ્યાત્મિક રીતે જ્ઞાન મેળવે છે જેનો અનુભવ વ્યક્તિગત રીતે કરવો પડે છે.

માતા જો તે વધુ પાણી પીવે અને ફક્ત હળવો અને સંતુલિત આહાર ખાય તો તેના સફેદ રંગનું શિવામ્બુ (પાણીની જેવો ઓછો રંગ) એકત્રિત કરી શકે છે અને તેના શરીરમાંથી બહાર આવતા તરત જ તે બાળકને પીવા માટે આપી શકે છે.

આ પદ્ધતિને અપનાવી શકાય છે અને મગજનો લકવો અને મનોવિકાર જેવા જન્મથી રોગ ગ્રસ્ત બાળકો અને અન્ય લોકોને શિવામ્બુ આપી શકાય છે. શિવામ્બુ અન્ય વ્યક્તિઓને પણ આપી શકાય છે જેઓ સારવાર દરમ્યાન પોતાનું શિવામ્બુ પીવા માટે અસમર્થ હોય અને જે કોઈપણ પ્રકારની લાંબી બિમારીથી પીડિત હોય અથવા જેને છેલ્લો અને અંતિમ તબક્કો હોવાનું નિદાન થયું હોય.

જુના હઠીલા દર્દોથી પીડિત વ્યક્તિઓએ શિવામ્બુ પીવાથી, શિવામ્બુ સાથે શરીરની માલિશ કરીને, શિવામ્બુના વેટ પેક ને શરીર પર રાખવો,

પાણી પીવું, ફળોનો રસ પીવો અને સંતુલિત હળવો આહાર જાળવવો જોઈએ.

જે લોકોએ શિવામ્બુ ચીકીત્સા અપનાવી છે તે લોકોએ 3 દિવસ સુધી "કઠોર શિવામ્બુ ઉપવાસ" કરી શકે છે એટલે કે સારવાર દરમિયાન માત્ર પાણી અને શિવામ્બુ પીવું. વધુ ઝડપી અને સારા પરિણામ માટે દર 7 દિવસે શિવામ્બુ ઉપવાસનું પુનરાવર્તન કરવું જોઈએ.

કેન્સરની સારવાર પરંપરાગત રીતે સર્જરી, રેડિયેશન થેરાપી અને કેમોથેરાપી દ્વારા કરવામાં આવે છે. જો કે આંકડાઓ સૂચવે છે કે કેંસરની સારવારમાં આ ઉપચારની અસરકારકતા મર્યાદિત છે અને આડસરોથી ગ્રસીત છે.

કેમોથેરાપીમાં સક્ષમ લાભો છે જે શરીરના અન્ય ભાગોમાં ફેલાયેલા કેટલાક કેંસરના કોષોને ઘટાડે છે અને મારી શકે છે.

તે કેટલાક અંશે શરીરમાં ગાંઠને સંકોચવામાં પણ મદદ કરે છે.

કેમોથેરાપીમાં કેટલીક આડઅસરો હોય છે કારણ કે તે કેંસરના કોષોની સાથે સ્વસ્થ કોષોને મારી નાખે છે અને તેનો નાશ કરે છે. આ સારવારની આડઅસરને કારણે વિવિધ મુશ્કેલીઓ ઊભી થાય છે જેના પરિણામે વાળ ખરવા, ઉલ્ટી થવી, પેટમાં દુખાવો, ચેપ, ચેતા અને સ્નાયુઓમાં દુખાવો, શ્વેતકણો અને શરીરમાં લાલકણોમાં ઘટાડો થાય છે.

શિવામ્બુ ચિકિત્સાની કોઈ આડઅસર નથી. ટૂંકા ગાળામાં વધુ ફાયદા અને સકારાત્મક પરિણામો પ્રાપ્ત કરવા માટે તે સર્જરી અને કેમોથેરાપી હેઠળના વ્યક્તિઓ દ્વારા તેને અપનાવી શકાય છે.

જે લોકો પહેલેથી જ સર્જરી કરાવી ચૂક્યા છે અને કેમોથેરાપી કરાવી રહ્યા છે તે ટૂંકા ગાળામાં વધુ લાભ અને સકારાત્મક પરિણામો પ્રાપ્ત કરવા માટે શિવામ્બુ ચિકિત્સા અપનાવી શકે છે. ડોકટરોની સલાહ મુજબ તેઓ કેમોથેરપી કરાવી શકે છે અને તેઓ તે જ સમયે શિવામ્બુ ચિકિત્સા ચાલુ રાખી શકે છે.

તે કેમોથેરાપીની આડઅસરો ઓછી કરી અને ઘટાડી શકે છે અને ઝડપથી પુનઃ સ્થાપન થવા માટે મદદ કરશે. તે તેમની રોગપ્રતિકારક શક્તિમાં સુધારો કરશે, તંદુરસ્ત રક્તકણોનું નિર્માણ કરશે અને તેમની પ્રતિકાર શક્તિમાં વધારો કરશે. "શિવામ્બુ ચિકિત્સા" તેમને જીવનનો નવો તબક્કો આપી શકે છે અને તેમને તમામ પ્રકારના દુઃખોથી રાહત આપી શકે છે.

જે લોકો કેમોથેરાપી કરાવી રહ્યા છે તે હોસ્પિટલમાં સારવાર દરમિયાન અન્ય કોઈપણ તંદુરસ્ત વ્યક્તિનું શિવામ્બુ પી શકે છે. તે તેમને કેમોથેરાપીની આડઅસરોને કારણે ઉદ્ભવતા વિવિધ મુશ્કેલીઓ ઘટાડવામાં મદદ કરશે. જો કે તેઓ પુષ્કળ પાણી પીતા રહે તો કેમોથેરાપીના 24 કલાક પછી તેઓ પોતાનું શિવામ્બુ પણ પી શકે છે. જ્યારે પણ તેમને લાગે કે તેમનો પેશાબ રંગહીન છે અને તેમાં કોઈ ગંધ નથી.

ડોકટરો અને ઑંકોલોજીસ્ટ કેંસરના અદ્યતન અને છેલ્લા 4 થા તબક્કાના નિદાનવાળા દર્દીઓ માટે કેમોથેરાપી અથવા અન્ય કોઈ સારવારની ભલામણ કરતા નથી. તેઓને લાગે છે કે તેમની બચવાની સંભાવના ખૂબ ઓછી છે અને કેમોથેરાપીની આડઅસરો સામે દર્દી ટકી

શકશે નહીં. ડોકટરો તેમના અસ્તિત્વની આશાઓ મૂકી દે છે અને દર્દશામક દવા સૂચવે છે.

દર્દશામક કેમોથેરાપી અને દર્દશામક દવા પીડાને અમુક હદ સુધી ઘટાડી શકે છે અને તેઓ જીવે ત્યાં સુધી મુશ્કેલ પરિસ્થિતિમાં મદદ કરે છે. તેનાથી કોઈ રોગ મટાડતો નથી.

શિવામ્બુ ચિકિત્સા એ વ્યક્તિ દ્વારા અપનાવવામાં આવી શકે છે કે જે લોકોને અગાઉથી કેંસરનું અંતિમ ચોથા તબક્કાનું નિદાન થયું છે જેમાં અન્ય કોઈ દવા જવાબ ન આપે. જ્યારે શિવામ્બુ ચિકિત્સા યોગ્ય પદ્ધતિમાં અપનાવવામાં આવે છે ત્યારે તેની અસર થાય છે અને ટૂંકા ગાળામાં જ ફાયદા અને પ્રતિસાદ આપવાનું શરૂ કરે છે. તે કેંસરના કોષોને મારી શકે છે અને તેમને શરીરના અન્ય ભાગોમાં ફેલાવવાથી અને તેમના વેદનાથી રાહત આપે છે.

દર્દશામક કેમોથેરાપી શક્તિશાળી અથવા મજબૂત ઇંજેક્શન નથી. તેના ફાયદા અને આડઅસર મર્યાદિત છે. તે કેંસર મટાડતું નથી. તે હળવા / નરમ ઇન્જેક્શન છે અને કેંસરના કોષોને સંકોચી દેવાના કેટલાક ફાયદાઓ છે.

શિવામ્બુ ચિકિત્સા દર્દશામક કેમોથેરાપીની આડઅસરોને ઘટાડી અને ઓછી શકે છે જે કેંસરના દર્દીને અંતિમ તબક્કામાં આપવામાં આવે છે.

શિવામ્બુ ચિકિત્સા કેંસરને રોકવા અને મટાડવામાં ખૂબ જ અસરકારક છે.

કેંસર થી સાજા થાવ
ઓપરેશન અને કેમોથેરાપી ને ટાળો

સામાન્ય એવું જ્ઞાન છે કે કેંસર એ પતનકારક રોગ છે. ઘણા રોગ અને ઘણા કેસમાં તે મૃત્યુજનક છે. કેંસર વિશ્વમાં બીજા સૌથી મોટા ઘાતક રોગ તરીકે ઊભરી આવ્યો છે.

શિવામ્બુ ચિકિત્સા ની મદદ થી કેંસર સામે લડવા, અટકાવવા અને કેમોથેરાપી ને ટાળવા સલાહ અપાય છે કે જે વધારે અસરકારક છે.

"ક્યોર કેંસર વિથ યુરીન થેરાપી" એ વિશેષ કરીને સ્વસ્થ અને તંદુરસ્ત જીવન જીવવા માટે દરેક વ્યક્તિ માટે લખાયેલી બૂક છે. એકવાર કેન્સર નું નિદાન થાય એટલે દર્દીને સર્જરી અને કેમોથેરાપી માંથી પસાર થવું પડે છે જે સુરક્ષિત નથી તેની ઘણી આડ અસરો છે.

"શિવામ્બુ ચિકિત્સા" પ્રાકૃતિક શક્તિઓ છે. તે કેંસર અને બીજા ઘણા રોગોને અટકાવી/નિયંત્રિત/ઠીક કરી શકે છે.

આ બહુ પ્રભાવશાળી ચિકિત્સા પદ્ધતિ છે અને સૌથી શક્તિશાળી પ્રાકૃતિક ઉપચાર છે. આ સુરક્ષિત છે અને તેની કોઈ આડ અસરો નથી. તે મફત છે અને ઘરે પણ પ્રયોગ કરી શકાય છે.

"શિવામ્બુ ચિકિત્સા" એ વધારે પ્રભાવી છે અને કેમોથેરાપી અને રેડીએશન કરતાં વધારે લાભદાયી છે. તે કેંસર ના કોષોની વૃદ્ધિ ને અટકાવી અને શરીર માં બીજા અંગોમા ફેલાતા અટકાવે છે.

એ સ્વસ્થ કોષોને નુકશાન કર્યા વગર ઝેરીલા કેંસરકારક કોષોને મારી શકે છે.

ભગવાને મનુષ્યને એક અદ્ભુત ભેટ આપી છે, તેનું પોતાનું જળ "શિવામ્બુ". શિવ નો અર્થ ફાયદાકારક, સ્વાસ્થ્યકારક, અને અંબુ નો અર્થ પાણી. ડામણાર તંત્ર માં "શિવામ્બુ" એટલે પવિત્ર

પાણી શિવામ્બુ ચિકિત્સા ના શક્તિશાળી અભ્યાસ થી કેંસર રોગીઓને તેના દુઃખોમાં રાહત આપવા તથા સ્વસ્થ જીવન જાળવી રાખવામા મદદ કરે છે.

કેંસર નો ઈલાજ સર્જરી, કેમોથેરાપી અને રેડીએશન થી કરવામાં આવે છે. જો કે આ આંકડાઓ બતાવે છે કે કેંસર ને ઠીક કરવામાં આ ઉપચાર ની અસરકારકતા સીમિત છે અને આડ અસરો થી ભરેલી છે.

ટ્યુમર વાળા દર્દીઓમાં બોર્ડર લાઇન ટ્યુમર / સ્ટેજ ઝીરો કેંસર કે સાધ્ય નોન-કેંસર ટ્યુમર છે તે ડોક્ટરો માટે નિદાન કરવું મુશ્કેલ હોય છે.

ડોકટરોના જણાવ્યા મુજબ, આવા દર્દીઓને હજી પણ ટ્યુમર ને સર્જરી દ્વારા દૂર કરવાની જરૂર છે અને કેટલીકવાર ટ્યુમર ને કાઢતા પહેલા તેનું કદ ઘટાડવા માટે કેમોથેરાપી ની જરૂર હોય છે.

જ્યારે દર્દીઓને છાતીમાં કે શરીર ના અન્ય ભાગમાં ટયૂમર અને અન્ય વધારાની વૃદ્ધિની અનુભૂતિ થાય છે, ત્યારે તેઓ ડોક્ટર ની સલાહ લે છે. સ્કેન કર્યા પછી ડોકટરો કેન્સરવાળા દર્દીઓનું નિદાન કરે છે. ત્યારબાદ ડોકટરો દર્દીઓમાં ભય પેદા કરે છે અને તેઓને સર્જરી, બાયોપ્સી અને કેમોથેરાપી લેવાની સલાહ આપે છે. ડોકટરોએ તેમને

ધમકી પણ આપે છે કે જો તેઓ સર્જરી અને કેમોથેરાપી કરશે નહીં તો દર્દીઓ બચશે નહીં.

કેમોથેરાપીમાં વાળ ખરવા, થાક, ચેપ, એનિમિયા (લાલ રક્તકણોની ઓછી સંખ્યા), ઉબકા અને ઉલ્ટી, કબજીયાત, ઝાડા, મોં, જીભ અને ગળાની સમસ્યાઓ, ચેતા, સ્નાયુ, ફેફસા, યકૃત, કિડનીની સમસ્યાઓ, નિષ્ક્રિયતા આવવા જેવી ઘણી જટીલ આડઅસરો છે. અને અન્ય વિવિધ મુશ્કેલીઓ જેમાં લોહીના શ્વેત કણો અને લોહીના લાલ કણોનો શરીરમાં ઘટાડો થાય છે. કેમોથેરાપી કેન્સરના કોષોની સાથે તંદુરસ્ત કોષોનો પણ નાશ કરે છે.

જ્યારે બાયોપ્સી પરીક્ષણ કરવામાં આવે છે ત્યારે શક્યતા છે કે ટ્યૂમર પરની માત્ર એક ચુભન કેન્સરના કોષ શરીરના વિવિધ ભાગોમાં ફેલાવી શકે છે અને દર્દી 1 લા તબક્કા થી 4 થા તબક્કા સુધી પહોચી શકે છે. ડોક્ટરો ના જણાવ્યા મુજબ, કેન્સર ફરી થવાની સંભાવના હંમેશા બની રહે છે.

હું સૂચવીશ કે દર્દીઓમાં એક વખત કેન્સરનું નિદાન થાય ત્યારે દર્દીએ ગભરાવું, ડરવું કે કોઈ પણ પ્રકારની હતાશામાં ન આવવું જોઈએ. તે સમયે દર્દીઓમાં સકારાત્મક વલણ હોવું જોઈએ. તેઓએ વિલંબ કર્યા વગર તુરંત "શિવામ્બુ ચિકિત્સા" અપનાવી કેન્સર ને રોકવું અને લડવું જ જોઈએ. તેઓ બુકમાં જણાવેલી યોગ્ય સૂચનાઓનું પાલન કરી શકે છે.

શિવામ્બુ ચિકિત્સા એ બીમાર લોકો માટે રામબાણ ઈલાજ છે. તે પવિત્ર અને જૈવિક રીતે કેન્સર ને રોકવા અને ઉપચાર કરવામાં ખુબજ ઇચ્છિત ફળ આપનારી છે. કેન્સરના દર્દીઓએ સર્જરી, બાયોપ્સી કે

કેમોથેરાપી લેવા જાતા પહેલા શિવામ્બુ ચિકિત્સા પદ્ધતિ અપનાવવી જોઈએ જે તેમને બિન જરૂરી મોંઘી સારવાર દ્વારા થતી માનસિક વેદના અને દુઃસ્વપ્ન જેવી પરિસ્થિતિઓ માંથી બચાવી શકે.

દર્દીઓને 2 થી 3 અઠવાડિયાની અંદર તેમના શારીરિક અને માનસિક સ્વાસ્થ્યમાં થતા ફાયદાઓનો અહેસાસ થશે, તેમની રોગપ્રતિકારક શક્તિમાં સુધારો થશે અને તેઓ તેમના શરીરમાં વધારાની ઉર્જા નો અનુભવ કરશે. તેઓ જોશે કે તેમના કેન્સરગ્રસ્ત ટ્યૂમર / માસ અને કેન્સરયુક્ત લસિકા ગ્રંથિઓમાં દિવસે ને દિવસે કોઈક અંશે ઘટાડો થઈ રહ્યો છે. તેઓ 30 દિવસ પછી મેડિકલ ટેસ્ટ કરાવી શકે છે અને તેમના સ્વાસ્થ્યમાં સુધારો જોઈ શકે છે.

30 દિવસ પછી જો તેમને કોઈ સુધારો જોવા નો મળે અને તેમને ખૂબ જરૂરી લાગે તો તેઓ સર્જરી કરી શકે છે. સર્જરી પછી તેઓએ કેમોથેરાપી અથવા રેડિયેશન કર્યા વિના શિવામ્બુ ચિકિત્સા ચાલુ રાખવી જોઈએ.

જો કે સર્જરી પછી શિવામ્બુ ચિકિત્સા ની સાથે ડોક્ટર ની સલાહ મુજબ મોઢેથી લેવાની ગોળીઓ લઈ શકે છે.

શિવામ્બુ ચિકિત્સા કોઈ પણ અન્ય સક્રિય કોષ ને નષ્ટ કર્યા વિના કેન્સર ના કોષો ને મારી શકે છે

શિવામ્બુ ચિકિત્સા કોઈ પણ અન્ય સક્રિય કોષ ને નષ્ટ કર્યા વિના કેન્સર ના કોષો ને મારી શકે છે. તે વધુ અસરકારક છે અને રેડિયશન તથા કેમોથેરાપી કરતાં વધુ ફાયદાઓ ધરાવે છે.

તે કેન્સરના કોષોની વૃદ્ધિનો નાશ કરી શકે છે અને શરીરના અન્ય ભાગોમાં ફેલાતા અટકાવે છે.

તે કોઈ આડઅસર પેદા કર્યા વિના કેન્સરગ્રસ્ત કોષમાં રહેલા ઝેરી પદાર્થને મારી શકે છે.

શિવામ્બુ એ ખુબજ અસરકારક ઉપચાર પદ્ધતિ છે અને સૌથી શક્તિશાળી કુદરતી સારવાર છે.

તેમાં તમામ પ્રકારની જુના હઠીલા રોગોને નિયંત્રિત કરવા અને મટાડવાની કુદરતી ઉપચારની શક્તિ છે.

તે રોગપ્રતિકારક શક્તિને વેગ આપી શકે છે, ચેતા મનોવિકારને સુધારી શકે છે, આપણા શરીરમાં સંચિત ઝેરને ઓગાળીને દૂર કરે છે.

તે મૃત પેશીઓને પુનઃજીવિત કરી શકે છે; મગજ, હૃદય, ફેફસાં, સ્વાદુપિંડ અને લીવર અને આંતરડા વગેરે જેવા મહત્વપૂર્ણ અંગોની પ્રતિકાર શક્તિને પુનઃ સ્થાપિત કરે છે.

તે આપણા શરીરનો કાયાકલ્પ કરે છે અને લોકોના આમ આરોગ્યને સુરક્ષિત રાખે છે.

તે તમામ પ્રકારના જુના હઠીલા રોગોને મટાડવાની એક સંપૂર્ણ દવા વગરની અસરકારક પદ્ધતિ છે.

તે સારવારની સૌથી સુરક્ષિત પદ્ધતિ છે જેનાથી કોઈ આડઅસર થતી નથી.

તે વધારે શક્તિશાળી છે અને કેમોથેરાપી તથા રેડિયશન કરતાં વધારે ફાયદાઓ ધરાવે છે.

તે કેમોથેરાપીની આડઅસરો પણ ઘટાડી શકે છે.

તે લાંબી બિમારીથી પીડાતા મૃતપ્રાય દર્દીઓ માટે જીવનનો નવો તબક્કો આપી શકે છે.

શિવામ્બુ ચિકિત્સા એ સારવારના સકારાત્મક પ્રકારોમાંની એક છે અને અન્ય બધી પદ્ધતિઓ અને વૈકલ્પિક ઉપચારની તુલનામાં તમામ બિમારીઓને નિયંત્રણ અને ઉપચાર કરવામાં થોડો ઓછો સમય લે છે.

દર્દશામક ઉપચાર પર રહેલા દર્દીઓના જીવંત રહેવાની આશા ડોક્ટરો છોડી દે છે. તેઓ તેમના દુઃખને ઓછું કરવા અને મુશ્કેલ પરિસ્થિતી માંથી બહાર કાઢવા માટે દર્દશામક દવાઓની સલાહ આપે છે. જે લોકો દર્દશામક સારવાર / દવા લઈ રહ્યા છે તે પણ શિવામ્બુ ચિકિત્સા અપનાવી શકે છે. તે તેમની પીડા અને વેદનાને દૂર કરી શકે છે અને તેમના જીવનકાળમાં વધારો કરી શકે છે.

ડોકટરોએ આ તથ્યો પર વિશ્વાસ કરવો જોઈએ કે "શિવામ્બુમાં કુદરતી અને દૈવી ઉપચાર કરવાની શક્તિ છે" અને એક જ કુદરતી

ઉપાય છે જે વિવિધ પ્રકારના રોગોને નિયંત્રિત કરી શકે છે અને મટાડી શકે છે. મે મારા પુસ્તકમાં દર્દીઓના મેડિકલ ટેસ્ટ રિપોર્ટ્સ સાથે પ્રશંસાપાત્ર અને કેસના હિસ્ટરી દ્વારા હકીકત ને સાબિત કરી છે.

ડોક્ટરો તેમની પોતાની સારવાર પદ્ધતિ અપનાવી શકે છે પણ તે જ સમયે તેમની સાથે સારવારની પ્રાકૃતિક પદ્ધતિ પર જ્યાં સુધી દર્દીઓ સ્વસ્થ થાય અને તેમના દર્દ થી રાહત મળે ત્યાં સુધી કોઈ પણ પ્રકારની રોક નો હોવી જોઈએ.

ડોકટરોએ જુના હઠીલા દર્દોથી પીડાતા દર્દીઓને શિવામ્બુ ચિકિત્સા અપનાવવાની સલાહ આપવી અને ભલામણ કરવી જોઈએ. તે લાખો લોકોનું જીવન બચાવી શકે છે અને તેમને તેમના દુઃખોમાંથી રાહત આપી શકે છે. તે કેન્સર ના દર્દીઓને નવું જીવન આપી શકે છે.

ઘણા કિસ્સાઓમાં દર્દીઓને જો પ્રારંભિક તબક્કે જ શિવામ્બુ ચિકિત્સા અપનાવવામાં આવે અને તેનું યોગ્ય રીતે પાલન કરવામાં આવે તો દર્દીઓ સર્જરી, બાયોપ્સી, કેમોથેરાપી અને રેડિયેશનને ટાળી શકે છે.

શિવામ્બુ એક સાર્વત્રિક ચિકિત્સા છે

બજારમાં વિવિધ રોગોના ઉપચાર માટે હજારો દવાઓ ઉપલબ્ધ છે. દરેક દવાની શરીરના અવયવો અને તેની વિવિધ પ્રણાલી પર અલગ અલગ અસર હોય છે. પેટની દવાઓ આંખોમાં મૂકી શકાતી નથી. આંખોની દવા કાન માટે ઉપયોગી નથી અને કાન ની દવા મોં માટે અનુકૂળ નથી. પરંતુ શિવામ્બુ જ એક માત્ર એવી દવા છે જે માનવ શરીરમાં તૈયાર કરવામાં આવે છે જે સાર્વત્રિક ઉપાય છે તેમજ લગભગ

દરેક પ્રકારના રોગોની રોકથામ અને ઉપચાર પ્રદાન કરે છે, તેનું નામ, તેનું કારણ અથવા તબક્કો ગમે તે હોઈ શકે. તેમજ રોગના નિદાન માટે તેને કોઈ ડોક્ટરની જરૂર નથી. ભગવાને આપણને જન્મથી જ અમૂલ્ય ભેટ આપી છે જે આધુનિક આરોગ્ય વિજ્ઞાન મુજબ તીવ્ર કે હઠીલા રોગોને મટાડવા સક્ષમ છે.

શિવામ્બુ ચિકિત્સા" બચાવ ની તકોમાં વધારો કરી શકે છે અને તે કેન્સરથી થતાં મૃત્યુમાં ઘટાડો કરી શકે છે

શિવામ્બુ ચિકિત્સા કેંસરના દર્દીઓ દ્વારા અપનાવી શકાય છે જેઓ હોસ્પિટલમાં તબીબી સારવાર અને કેમોથેરાપી લઈ રહ્યા છે.

તેનાથી દર્દીઓની સહન શક્તિમાં વધારો થશે અને તેઓ કીમોથેરાપી અને અન્ય દવાઓની આડઅસરની અનુભૂતિ કરશે નહીં.

શિવામ્બુના ઉપચારને નહીં અપનાવતા અન્ય દર્દીઓની સરખામણીએ તેઓ ખૂબ જ ઝડપથી સાજા થશે.

તે મૃતપ્રાય દર્દીઓ જે જીવનભર દર્દશામક દવાઓ પર રખવામાં આવ્યા છે તેમના દુઃખોને ઘટાડી / ઓછું કરી શકે છે.

તેને કેંસર સામે લડવાની શ્રેષ્ઠ પદ્ધતિ તરીકે વિચારણામાં લઈ શકાય છે.

તે કેંસરના દર્દીઓની બચવાની તકોમાં વધારો કરી શકે છે.

ઘણા કેસોમાં દર્દીઓ સર્જરી અને કેમોથેરાપીથી બચી શકે છે તે કેંસરને કારણે થતાં મૃત્યુની સંખ્યામાં ઘટાડો કરી શકે છે.

તે રોગપ્રતિકારક શક્તિને વધારી શકે છે, ચેતાતંત્રની ગરબડીને સુધારી શકે છે આપણાં શરીરમાં સંચિત ઝેરને ઓગાળીને દૂર કરે છે.

તે મૃત પેશીઓને પુનઃજીવિત કરે છે, મહત્વપૂર્ણ અંગો જેવાકે મગજ, હૃદય, ફેફસા, સ્વાદુપિંડ, યકૃત અને આંતરડા વગેરેની રોગ પ્રતિકારક શક્તિનું પુનઃ નિર્માણ કરે છે.

તે આપણા શરીરનો કાયાકલ્પ કરે છે અને લોકોના આરોગ્યને સુરક્ષિત રાખે છે.

તે તમામ પ્રકારના જુના હઠીલા રોગોને મટાડવાની એક સંપૂર્ણ દવા વગરની અસરકારક પદ્ધતિ છે.

તે સારવારની સૌથી સુરક્ષિત પદ્ધતિ છે જેનાથી કોઈ આડઅસર થતી નથી.

તે ખૂબ જ અસરકારક ઉપચાર પદ્ધતિ અને ખૂબ જ શક્તિશાળી કુદરતી સારવાર છે.

તે વધુ શક્તિશાળી છે અને કેમોથેરાપી અને રેડિયેશન કરતાં વધુ ફાયદાઓ છે.

શિવામ્બુ ચિકિત્સા એ સારવારના સકારાત્મક પ્રકારોમાંની એક છે અને અન્ય બધી પદ્ધતિઓ અને વૈકલ્પિક ઉપચારની તુલનામાં તમામ બિમારીઓને નિયંત્રણ અને ઉપચાર કરવામાં ઓછો સમય લે છે.

શિવામ્બુ ચિકિત્સા એ તમને તમામ પ્રકારના રોગોથી દૂર રાખવા માટે શ્રેષ્ઠ નિવારણ પદ્ધતિ છે. તે તમામ પ્રકારના હઠીલા રોગોને નિયંત્રિત કરી શકે છે અને મટાડી શકે છે. તંદુરસ્ત વ્યક્તિઓ પણ કોઈ રોગ વિના શિવામ્બુ ચિકિત્સા અપનાવી શકે છે. તેઓ થોડા દિવસોમાં સ્ફૂર્તિવાન લાગશે અને તેઓ જીવનભર તંદુરસ્ત રહેશે.

શિવામ્બુ ચિકિત્સા એ માત્ર તમને સુંદર બનાવવા કે કાયાકલ્પ કરવા જ નહીં, પરંતુ તે તમારા વ્યક્તિત્વને પણ અસર કરે છે. તે તમને ખુશહાલ બનાવે છે. તમારામાંથી ઘણાને આશ્ચર્ય થશે કે આ વિશ્વમાં ખરેખર આવી કોઈ અદભૂત વસ્તુ છે કે નહીં. એક કહેવત છે "દેખાય તે મનાય". તેને પીવો અને તમારા માટે જુવો. જ્યાં સુધી તમે પ્રયોગ નહીં કરો, ત્યાં સુધી તમાર શરીર પર થતી અસરો કેટલી સરસ છે તે ક્યારેય નહીં જાણી શકો.

કેંસરના દર્દીઓ જો શિવામ્બુ ચિકિત્સાની સાથે દરરોજ પ્રાણાયામ, યોગ, અને ચાલવા જેવી કુદરતી કસરતો કરશે તો જલ્દીથી સ્વસ્થ થઈ જશે.

શિવામ્બુ "જીવનનું અમૃત" કેંસરનો ઉપચાર કરો મૂત્ર ચિકિત્સાની સાથે

મેડિકલ - બોમ્બશેલ!
કેમોથેરાપી કેંસર ને ફેલાવતી માલૂમ પડી

મેડિકલ – બોમ્બશેલ ! પર યુ-ટ્યુબ માં મળેલ વિડિયો નું ટેક્સ્ટ ફોર્મેટ કેમોથેરાપી કેંસર ને ફેલાવતી માલૂમ પડી તે નીચે મુજબ છે:-

વર્ષોથી, અમે કેમોથેરાપી ના જોખમો વિષે ચેતવણી આપી રહ્યા છીએ અને કેમોથેરાપી ની પહેલા નંબરની આડઅસર કેવી રીતે કેંસરને વકરાવે છે.

હવે, તેની પુષ્ટિ પુષ્ટિ થઈ છે તેમાંથી બીજા એક આશ્ચર્યજનક અધ્યયનમાં!

"ધ આલ્બર્ટ આઇન્સટાઇન કોલેજ ઓફ મેડિસિન ઓફ યેશિવા યુનિવર્સિટિ":-

અધ્યયનમાં જાણવા મળ્યું છે કે કેમોથેરાપીથી કેંસરના કોષો આખા શરીરમાં ફેલાય છે જ્યાં વધુ કેંસરની ગાંઠ(ટયૂમર) થાય છે જે ઘણી વાર જીવલેણ હોય છે.

આ અધ્યયનનું સંચાલન ડૉ. જોર્જ કરીન ગિયાન્નિસ દ્વારા કરવામાં આવ્યું હતું, તેમાં બહાર આવ્યું કે કેમોથેરાપી દવાઓ લેતા દર્દીઓમાં કેંસર લોહીના પુરવઠાને પોતાની તરફ આકર્ષી શકે તેવા પ્રવેશદ્વારો ની સંખ્યામાં વધારો થયો છે. કેંસર સેલ્સ જે રીતે પોતાના બ્લડ સપ્લાય કનેક્શન બનાવે છે આ પ્રક્રિયાના નિર્માણને એંજીયોજેનેસિસ કહેવામાં આવે છે, તેથી જ ઘણી બધી કેંસર દવાઓ એન્ટી-એન્જીયોજેનેસિસ

પ્રક્રિયા હોવાનું માનવામાં આવે છે પરંતુ અભ્યાસ મુજબ કેંસરના કોષોને કેમોથેરપી આપવી એટલે જે કેમોથેરાપી આપતા પહેલા હતા તેના કરતાં કેંસરના કોષોને વધુ મજબૂત બનવા દેતું મેકેનિઝમ ની ચાપ શરૂ કરવી.

આ આશ્ચર્યજનક છે. આ સંશોધનને ફરીથી તપાસો, જે "ધ આલ્બર્ટ આઇન્સટાઇન કોલેજ ઓફ મેડિસિન ઇન યેશિવા યુનિવર્સિટિ" ખાતે છે અને શું આ ખરેખર દંડ છે, તમે તેના વિશે વિચારો, તે કેમોથેરાપી, કેંસર ની દવા કંપનીઓ માટે ફરીફરી વેપાર કરવા માટે પ્રાથમિક કામ કરે છે કારણ કે તેનાથી વધારે કેંસર થાય છે.

એજ તો છે જે હું અહી કુદરતી સમાચાર પર વર્ષોથી વાત કરું છુ.

મારો મતલબ, કે કેમોથેરાપી અત્યંત ઝેરી છે. તે કેમોથેરાપી મગજને નુકશાન કરે છે, તમારું મગજ હૃદય ને નુકશાન પહોંચાડે છે, કિડનીને નુકશાન પહોંચાડે છે અને તે જ સમયે આખા શરીરમાં વધુ કેંસરના કોષો ફેલાવે છે, જે ભવિષ્યમાં કેંસરનું કારણ બને છે. જે તમને કેંસર ઉદ્યોગમાં પુનરાવર્તિત ગ્રાહક બનાવે છે, જે આખરે કોઈપણ રીતે પૈસા બનાવવાની વાત છે.

તમને એવું લાગે છે કે કેંસર ઉદ્યોગ દરેક વ્યક્તિમાં કેંસર અટકાવવા માંગે છે, અને ખુદને ખતમ કરવા માંગે છે; શું કોઈ બુદ્ધિશાળી વ્યક્તિ એવું વિચારે કે મલ્ટિ-બિલિયન ડોલરનો ઉદ્યોગ પોતાને રાતોરાત વેપારથી બહાર મૂકી દેવા માંગે છે?

ના! ઉદ્યોગ જેવી રીતે કામ કરે છે એવું નથી.

આ બધુ તેમના માત્ર પૈસા કમાવા માટે છે, તેઓને વધુ નફો જોઈએ છે એટલે કે તમને વધારે કેંસર ની જરૂર છે. અને તે આવું જ થાય ને. હં? તે કેટલો યોગાનુયોગ છે કે જે પ્રથમ અંકની સારવાર પર તેઓ ભાર આપે છે તેને કારણે જ વધુ કેંસર થાય છે અને હવે તે સહકર્મી-સમીક્ષા કરેલ મેડિકલ જર્નલમાં પ્રકાશિત સારા સોલિડ વિજ્ઞાન દ્વારા માન્ય છે. સંશોધનકારે એમ પણ કહ્યું કે હાલમાં તેઓ સ્તન કેંસરમાં કેંસર કોષ પ્રસારનો અભ્યાસ કરી રહ્યા છે, પરંતુ તેઓ સમાન પ્રકારની અસરો જોવા મળે છે કે નહીં તે જોવા માટે કેંસરના અન્ય પ્રકારો પર કામ કરી રહ્યા છે, તેથી આ અભ્યાસ બધા બ્રેસ્ટ કેન્સર વિશે હતો અને ઘણી સ્ત્રીઓ તદ્દન અપ્રમાણિક સહ-કલાકાર ઓંકોલોજીસ્ટ દ્વારા થતી કેંસર સારવારમાં ડારતી હોય છે.

ચિકિત્સા ઉદ્યોગમાં આજકાલ ઓંકોલોજીસ્ટ થી વધારે અપ્રમાણિક કોઈ નથી જે મહિલાઓને આ ઝેરી ઉપચારનું પાલન કરવા ડરાવે છે અને તેમને કહે છે કે જો તમે આજ, આજ, આજથી પ્રારંભ નહીં કરો તો તમે ફક્ત ત્રણ અથવા છ મહિના માટે જ જીવતા રહેશો.

તેઓ આ મહિલાઓ પર દબાણ કરે છે અને સ્ટ્રોંગ-આર્મ યુક્તિ નો પ્રયોગ કરે છે અને તેઓ ક્યારેય એ હકીકત જાહેર કરતાં નથી આ ઓંકોલોજી કેન્દ્રો કેમોથેરાપી દવાના નાણાં પોતે કમાઈ રહ્યા છે. તે દવાથી દવાના લાભને અંકે કરે છે જ્યારે તે મહિલાઓને તે દવાઓના ઇન્જેક્શન આપવાની સંમતિ આપવા માટે ડરાવી રહ્યાં છે.

પરંતુ તે સમગ્ર અમેરિકામાં પણ બધે સાચું છે. કેંસર ઓંકોલોજીસ્ટો ખૂબ અનૈતિક છે. તેઓ જુઠું બોલે છે અને મહિલાઓને સંમતિ આપવા ડરાવી ત્રાસ આપે છે. અને હવે આપણે જાણીએ છીએ કે તેઓ ખરેખર જે

કરી રહ્યાં છે તે વધુ કેંસર ફેલાવી રહ્યું છે. મને લાગે છે કે તેઓ તે લાંબા સમયથી જાણતા હતા. મને લાગે છે કે તેઓ જાણતા હશે કે એકવાર વ્યક્તિ કેમોથેરાપી શરૂ કરે છે, તેઓ પુનરાવર્તિત દર્દી બને છે અને આ ઓંકોલોજી કેન્દ્રો માટે પુનરાવર્તિત આવક છે. તેઓ બરાબર જાણે છે કે તેઓ શું કરી રહ્યા છે.

લગભગ એવી કોઈ અવસ્થા નથી જેમાં કેમોથેરાપી સારી મેડિકલ સ્થિતિ બનાવે. બીજો વિકલ્પ શોધો. પ્રકૃતિના માર્ગ સાથે વાત કરો. અદ્યતન દવા જુઓ. તંદુરસ્ત પસંદગીઓ જુઓ. તમારા આહારમાં ફેરફાર કરો; તમારા શરીરમાં કેન્સર પેદા કરી રહેલી વસ્તુઓને બદલો.

હું માનું છુ તેઓ નફા માટે લોકોના શરીર સાથે અખતરા કરી રહ્યા છે અને ડરાવવાની યુક્તિઓ અને ઝેર નો ઉપયોગ કરી રહ્યા છે, ઝેર આપી રહ્યા છે, એ જાણીને ઝેર વધુ કેંસરનું કારણ બનશે તેથી તેઓ વધુ પૈસા કમાઈ શકે. આવી રીતે તેઓ કામ કરે છે. કેમોથેરાપી એક ક્રૂર દવા છે, માનો યા ના માનો.

ટૂંકમાં તે કેંસર ઉદ્યોગ છે. તો તેના બદલે તમે શું કરી શકો?

સારું! ફક્ત કેમોથેરાપીને નો નો અને નો કહો

સ્વ-મૂત્ર ચિકિત્સા (શિવામ્બુ કલ્પ) ડામર તંત્ર માં ભારતીય સંકરણ વિગતવાર છે

ડામર તંત્રમાં ઉલ્લેખિત કેટલીક આવૃત્તિઓ નીચે જણાવેલ છે:-

હે પાર્વતી! હું તમને શિવાંબુ કલ્પની ભલામણ કરેલી ક્રિયાઓ અને ધાર્મિક વિધિઓનો ખુલાસો કરીશ જે અસંખ્ય લાભ આપે છે. શાસ્ત્રોમાં સારી રીતે વાકેફ લોકોએ આ હેતુ માટે કેટલાક વાસણો કાળજીપૂર્વક સ્પષ્ટ કર્યા છે.

નીચેની સામગ્રીમાંથી બનાવેલા વાસણોની ભલામણ કરવામાં આવે છે:

સોનું, ચાંદી, તાંબુ, કાંસા, પિત્તળ, લોહ, માટી, ગજદંત, કાંચ, પવિત્ર ઝાડનું લાકડું, હાડકાં, ચામડા અને પાંદડાઓ.

ઉપચારના હેતુવાળા ચિકિત્સકે ખારા અથવા કડવો ખોરાક ન ખાવો જોઈએ પોતાને વધારે મહેનત કરવી ન જોઈએ, સાંજે થોડું ભોજન લેવું જોઈએ, જમીન પર સૂવું જોઈએ, અને તેની ઇન્દ્રિયોને નિયંત્રિત કરવી જોઈએ અને નિપુણતા લેવી જોઈએ.

સમજદાર વ્યક્તિએ મૂત્રનો પ્રથમ અને અંતિમ ભાગ છોડી દેવો જોઈએ, અને ફક્ત મધ્ય ભાગ એકત્રિત કરવો જોઈએ. આ શ્રેષ્ઠ પ્રક્રિયા માનવામાં આવે છે.

શિવામ્બુ (સ્વ-મૂત્ર) સ્વર્ગીય અમૃત છે, જે બુઢાપો અને રોગનો નાશ કરવામાં સક્ષમ છે. મોં સાફ કર્યા પછી, અને અન્ય આવશ્યક સવારના

કાર્યો કર્યા પછી, વ્યક્તિએ પોતાનું ચોકખું મૂત્ર પીવું જોઈએ, જે બુધપો અને રોગોનો નાશ કરનાર છે.

જે એક મહિનાની અવધિ માટે શિવામ્બુ પીવે છે તે આંતરિક રીતે શુદ્ધ થઈ જશે. બે મહિના સુધી પીવાથી ઇન્દ્રિયો ઉત્તેજીત થાય છે અને શક્તિશાળી બને છે. ત્રણ મહિના સુધી તેનું સેવન કરવાથી તમામ રોગોનો નાશ થાય છે અને એક વ્યક્તિ બધી મુશ્કેલીઓથી મુક્ત થાય છે. પાંચ મહિના સુધી પીવાથી વ્યક્તિ દિવ્ય દ્રષ્ટિ અને તમામ રોગોથી મુક્તિ મેળવે છે.

****

મૂત્રમાં નીચેના વિટામિન અને પ્રોટીન હોય છે: -

યુરિયા એન (નાઇટ્રોજન)	682	કેલ્સિયમ	19.5
યુરિયા	1459	મેગ્નેશિયમ	11.3
ક્રિએટિનાઇન એન	36	ક્લોરાઇડ	314
ક્રિએટિનાઇન	97.2	ટોટલ સલ્ફેટ	91
યુરિયા એસિડ એન	12.3	ઇનોર્ગનિક સલ્ફેટ	33
યુરિયા એસિડ	36.9	ઇનોર્ગનિક ફોસ્ફટ	127
એમીનો એન	9.7	પીએચ	6.4
અમોનિયા એન	57	પોટેશ્યમ	137
સોડિયમ	212		

"શિવામ્બુ" ડામર તંત્ર માં

ભગવાન માણસને એક અદ્ભુત ભેટ આપી છે, તેનું પોતાનું જળ "શિવામ્બુ".

શિવ અર્થાત ફાયદાકારક, સ્વાસ્થ્યવર્ધક અને અંબુ અર્થાત જળ.

આ બે સંયુક્ત સંસ્કૃત શબ્દો થી શિવામ્બુ (લાભકારક જળ) ની રચના થઈ. સ્વત મૂત્ર અથવા સ્વ મૂત્ર ચિકિત્સા ડામર તંત્ર માં જોવા મળે છે જે એક પ્રાચીન કૃતિ છે. તેમાં ભગવાન શિવ દ્વારા દેવી પાર્વતિ, દૈવી અર્ધાંગિનીને સમજાવ્યા મુજબ શિવામ્બુ (દા.ત સ્વત-મૂત્ર) ના ઉપચારાત્મક પદ્ધતિ નું વિગતવાર વર્ણન છે. છંદ માં 107 શ્લોકો અથવા છંદો છે જે અનુષ્ટુપ છંદ કહેવામા આવે છે. ડામર તંત્ર માં ભારપૂર્વક કહેવાયું છે કે તમામ રોગો શિવામ્બુ(વ્યક્તિના સ્વ મૂત્ર) દ્વારા મટાડવામાં આવે છે, અને સમગ્ર માનવજાત શિવામ્બુના નિયમિત ઉપયોગ દ્વારા આરોગ્ય અને શક્તિ જાળવી શકે છે.

માતાના ગર્ભાશયમાં બાળક વિકસવાનું શરૂ કરે છે.

સગર્ભા સ્ત્રીઓના અજન્મા બાળકનું ભ્રૂણ એમ્નિઓટીક પ્રવાહીથી ઘેરાયેલું હોય છે.

એમ્નિઓટીક પ્રવાહી બાળકના વિકાસ માટે ખૂબ જ મહત્વપૂર્ણ છે જેમાં ફેટલ યુરીન હોય છે.

બાળક દ્વારા એમ્નિઓટીક પ્રવાહી અને ફેટલ યુરીન સતત શોષવામાં અને બહાર કાઢવામાં આવે છે.

અજાત બાળક તરતા, શ્વાસ લે છે, માતાના ગર્ભાશયમાં એમ્નીયોટિક પ્રવાહી અને ફેટલ યુરીનને ગળી જાય છે. શિવામ્બુ સંપૂર્ણપણે હાનિરહિત છે જે બાળકને રક્ષણ આપે છે અને સ્નાયુ / હાડકાં ના વિકાસ ને સામાન્ય રીતે વિકસાવવા પ્રોત્સાહન આપે છે અને બાળકને જીવન આપવા મદદ કરે છે.

શિવામ્બુ જે વિકાસશીલ બાળકને માતાના ગર્ભાશયમાં વિકસવા અને બાળકને જીવન આપે છે તે

જેમાં તમામ રોગોને રોકવા, નિયંત્રિત કરવા અને ઇલાજ કરવાની કુદરતી શક્તિ છે.

ઘણા લોકો છે જેમને શિવામ્બુ વિશે ગેરસમજ છે અને તેઓ માને છે કે તે ગંદુ છે, ઝેરી પણ છે, કારણ કે તે શરીર દ્વારા બહાર ફેંકવામાં કરવામાં આવે છે. શિવામ્બુને નીચી નજરે જોવામાં આવે છે અને મોટાભાગના લોકો દ્વારા તેમણે શરીરનો કચરો માનવમાં આવે છે, તે ખરેખર પાણી કરતાં વધુ સ્વચ્છ છે. ફક્ત તે જ નહીં, પરંતુ કોઈના પોતાના મૂત્ર ને પીવું નિઃશંક ખૂબ જ આઘાતજનક વિચાર છે, નહીં તો ઘણી બધી અસાધ્ય બીમારીઓ ઠીક કરી છે.

જ્યાં સુધી તમે તેનો પ્રયોગ નહીં કરો, તમે ક્યારેય નહીં જાણી શકો કે તમારા શરીર પર તેની કેવી સરસ અસરો છે. સુદર પરિણામો દ્વારા તમે ખરેખર આશ્ચર્ય પામશો. તદુપરાંત, તમારે વધારે પીડા સહન કરવાની, વારેઘડીએ ડોક્ટર પાસે જવાની, અથવા પારંપારિક મેડિકલ ઉપચાર માટે ખૂબ ખર્ચ કરવાની જરૂર નહીં પડે, શિવામ્બુ એ વ્યક્તિના પોતાના લોહીનું શુદ્ધિકરણ કરે છે.

પ્રાચીન સંદર્ભ

ભગવાન શિવે પોતે માતા પાર્વતિને "શિવામ્બુ ઉપચારના ફાયદા" વર્ણવ્યા છે જેનો ઉલ્લેખ વેદમાં પ્રાચીન પુસ્તક "ડામર તંત્ર" માં કરવામાં આવ્યો છે. પ્રાચીન ગ્રંથો અને વેદોમાં મૂત્ર ને "શિવામ્બુ" (સ્વત મૂત્ર) એટલે શિવ નું પાણી.

શિવામ્બુ ચિકિત્સા એ ઉપચારની પ્રાચીન પદ્ધતિ છે. "સ્વ-મૂત્ર ચિકિત્સા" ને ઉપચાર માટેની શક્તિશાળી પદ્ધતિ નો સંદર્ભ 5000 વર્ષ જૂનો ગ્રંથ ડામર તંત્રના ભાગ "શિવામ્બુ કલ્પ વિધિ" માં આપવામાં આવ્યો છે જે પવિત્ર હિંદુ ધર્મગ્રંથો વેદો સાથે જોડે છે. શિવામ્બુ ચિકિત્સાનો સંદર્ભ આયુર્વેદના લગભગ દરેક ખંડમાં જોવા મળે છે અને તેમનો એક ખંડ ભાવપ્રકાશ માં વિષઘ્ન દરેક વિષ ના મારણ અને રસાયણ જે વૃદ્ધ ને પણ નવયૌવન આપનાર અને રક્તપમહારમ લોહીને શુદ્ધ કરનાર અને ત્વચાના રોગ મટાડનાર તરીકે ઓળખાવવામાં આવ્યું છે.

તાંત્રિક યોગ સંસ્કૃતિમાં આ પદ્ધતિને "અમરોલી" કહેવામાં આવે છે. અમરોલી મૂળ શબ્દ "અમર" માંથી આવે છે. "શિવામ્બુ" પદને ઓળખવામાં આવે છે જેમકે

પવિત્ર પ્રવાહી. તેમના માટે શિવામ્બુ દૂધ કરતાં વધારે પૌષ્ટિક છે કેમકે આ ઉપચારથી માત્ર શારીરિક જ ફાયદો થતો નથી, પણ આધ્યાત્મ માટે પણ તમે વિકસિત થાવ છો કારણ કે તે શરીર, મન અને ભાવના માટે ઉત્કૃષ્ઠ છે. ઈશ્વરે આપણને જન્મથી જ આ ખૂબ જ કીમતી ભેટ

(શિવામ્બુ) આપી છે. પવિત્ર બાઇબલ ના સુભાષિત 5: 15 માં ઉલ્લેખ કરવામાં આવ્યો છે: - "તારા પોતાના કુંડ નું પાણી પી".

પ્રાચીન અવતરણો

"અલૌકિક આત્મા તેની પોતાની જરૂરિયાત જાણે છે અને જે તેના પોતાનાથી સંબંધિત છે તે જ લે છે."

"સ્વત મૂત્ર એ દૈવી અમૃત છે"

- ભગવાન શિવ

(ડામરતંત્ર માંથી)

ઉપાય: -

"તમારી દવા તમારી અંદર છે, અને તમે તેનું નિરીક્ષણ કરતા નથી. તમારી બીમારી તમારી જાતથી જ છે પણ તમે તેનું ધ્યાન આપતા નથી."

હજરત અલી -

તું તારા પોતાના કુંડનું પાણી પી

સુભાષિત 5: 15 –

પવિત્ર બાઇબલ

"શિવામ્બુ ચિકિત્સા" નો સંદર્ભ આયુર્વેદના લગભગ તમામ ભાગો સુશ્રુત, હરિત, ભાવપ્રકાશ નિઘંટુ, યોગરત્નાકર, રાજ નિઘંટુ, વાગભટ્ટ, ધન્વંતરિ નિઘંટુ, ભૈશજ્ય રત્નાવલી અને બીજા ઘણામાં જોવા મળે છે. શિવામ્બુ કલ્પ વિધિ જે ડામર તંત્ર નો એક ભાગ છે જેમાં 107 છંદો

(શ્લોકો) માં શિવામ્બુ ચિકિત્સા કરતી વખતે જે પ્રક્રિયા અને નિયમોનું પાલન કરવામાં આવે છે તેનો ઉલ્લેખ કર્યો છે અને જ્યારે કેટલીક ઔષધીઓ સાથે લેવામાં આવે ત્યારે તેની ફાયદાકારક અસરો નો ઉલ્લેખ કરવામાં આવ્યો છે.

વિદ્વાન જૈન આચાર્ય ભદ્રબાહુ દ્વારા લિખિત “વ્યવહાર સૂત્ર” ના શ્લોક 41 અબ્દ 42 માં પણ ઉલ્લેખ છે કે કોઈએ વ્રત કરતી વખતે કે ધાર્મિક વિધિનું અનુષ્ઠાન કરતી વખતે પોતાનું મૂત્ર પીવું જ જોઈએ.

તાંત્રિક યોગ સંસ્કૃતિમાં જોકે આ પ્રથા અમરોલી તરીકે ઓળખાય છે. અમરોલી શબ્દ મૂળ શબ્દ અમર માંથી આવ્યો છે જેનો અર્થ અમરત્વ, અનંત, અવિનાશી, અમરોલી, તેથી અમરત્વ લાવવા માટે રચાયેલ એક તકનીક હતી. મૂળભૂત રીતે અમરોલી મૂળ તો સારવાર ની પદ્ધતિ કરતાં અધ્યાત્મિક અભ્યાસ હતો. તેઓએ તેને પવિત્ર પ્રવાહી એટલે કે શિવામ્બુ ગણાવ્યું. તેમના માટે શિવામ્બુ એ ધાર્મિક વિધિના નિયમિત અનુષ્ઠાન ના કાર્ય માં વપરાતા દૂધ કરતાં વધારે પૌષ્ટિક છે.

પશ્ચિમના દેશોમાં પણ શિવામ્બુ ની અસરકારકતા અને ઉત્કૃષ્ઠ મૂલ્યોને લોકો જાણતા હતા, જે જૂના દસ્તાવેજો પરથી સ્પષ્ટ થાય છે. ઇંગ્લેંડમાં પ્રકાશિત પુસ્તક “વન થાઉસન્ડ નોટેબાળ થિંગ્સ”. ઓગણીસમી સદીની શરૂઆતમાં સ્કોટલેન્ડ અને આયર્લેન્ડ એક સાથે ત્યાં શિવામ્બુ ઉપચારના ઘણા મહત્વપૂર્ણ અને ઉપયોગી સંદર્ભો ઉપલબ્ધ છે.

24 ઓક્ટોબર1967 ના રોજ સાન ફ્રાન્સિસ્કો (યુ.એસ.એ) મેડિકલ જર્નલમાં પ્રકાશિત પ્રેસ રિપોર્ટ માં જણાવાયું છે કે કેંસર, ક્ષય રોગ, પલ્મોનરી, કાર્ડિયાક વસ્ક્યુલર વગેરે જેવા જીવલેણ રોગને મટાડવા માટે

સામાન્ય માણસ ના મૂત્રમાં અદ્ભુત ચિકિત્સિય ગુણો મળી આવ્યા છે. સંશોધનકર્તા ચિકિત્સકોએ અમેરિકન હાર્ટ અસોશિએશનના વૈજ્ઞાનિક સત્રોમાં જણાવ્યુ હતું કે "માનવ મૂત્ર નો અર્ક અમુક ઘાતક બીમારીઓના ઈલાજ માટે મોટો પ્રત્યાશી દર્શાવે છે અને અર્કને યુરોકાઇનેસ કહેવામા આવે છે."

જાપાન અને ચીનની ફાર્માસ્યુટિકલ કંપનીઓ માનવ મૂત્રમાંથી "યુરોકાઇનેસ" નામનો મૂલ્યવાન પદાર્થ કાઢી રહી છે અને અન્ય દેશોમાં નિકાસ કરીને મૂલ્યવાન વિદેશી નાણું કમાઇ રહી છે. હ્રદય અને ફેફસાના રોગમાં લોહીની ગાંઠો ઓગાળવા માટે આ અર્ક ઉપયોગી છે.

ચાર અમેરિકન ડોકટરો દ્વારા લખાયેલા મોટા ગ્રંથમાં પાનાં 1354 પર યુરોકાઇનેસનો સંદર્ભ જોવા મળે છે. પુસ્તકનું નામ છે "ગુડમેન એન્ડ ગિલમેન્સ ફાર્માલોજિકલ બેઝિસ ઓફ થેરાપ્યુટેક્સ" જે મેકમિલન કંપની, ન્યુયોર્ક દ્વારા પ્રકાશિત થયું છે.

તે જાણીતું તથ્ય છે કે કેટલાક લોકો ગાયનું મૂત્ર પીવે છે અને તેમની પીડા અને વેદનાથી થોડી રાહત મેળવે છે. લોકો સીધું ઓછી માત્રમાં ગાયનું મૂત્ર પીવે છે. તેઓ થોડો ફાયદો મેળવવા આયુર્વેદ અને હોમિયોપથી દવાઓ પણ લે છે જેમાં થોડી માત્રામાં ગાયનું મૂત્ર હોય છે.

ગાયના મૂત્ર ને તેઓ "પવિત્ર મૂત્ર" માને છે પરંતુ તેમ છતાં તેઓ ગાયનું મૂત્ર સીધું વધારે માત્રમાં પી શકતા નથી.

જ્યારે લોકો "શિવામ્બુ ચિકિત્સા" (સ્વ મૂત્ર) અપનાવે છે તો તેઓ પોતાનું મૂત્ર વધારે માત્રા માં પી શકે છે અને મહત્તમ લાભ મેળવી શકે છે. તેઓએ અવલોકન કરવું જોઈએ કે તેઓ મૂત્ર કરે અને સંચય કરે તે

સફેદ અને રંગવિહીન હોવું જોઈએ જેમાં કોઈ ગંધ નો હોય અને પાણી જેવો સ્વાદ હોય. તેઓ સ્વ મૂત્ર ની સાથે ગૌ મૂત્ર મિશ્રિત કરી વધારે ફાયદો લઈ શકે છે.

મૂત્ર સમિક્ષા અને શોધ બતાવે છે કે આપણું સ્વ મૂત્ર અને ગૌ મૂત્ર માં સમાન પ્રોટીન હોય છે:-

ક્રિએટિનાઇન, યુરિયા એન (નાઇટ્રોજન), યુરિયા, સોડિયમ, પોટેશ્યમ, કેલ્સિયમ, મેગ્નેશિયમ, એેમોનિયા એન, ક્લોરાઇડ, એન / 10 ઍસિડ અને બીજા વિટામિન્સ અને હોર્મોન્સ જે શરીર અને આરોગ્ય ની જાળવણી ના અતિ મહત્વના છે.

જ્યારે આપણે "મૂત્ર" શબ્દ વિષે વાત કરીએ છીએ ત્યારે ઘણા લોકો આ વિષયને અવગણવાનું પસંદ કરે છે અને તેઓ તેની સાથે જોડાયેલા કલંક ને કારણે ચર્ચા કરવા માંગતા નથી. તેઓ મૂલ્યવાન પ્રચંડ ક્ષમતાઓ અને વિવિધ ફાયદાઓ ને જાણતા નથી જે તેનાથી મેળવી શકાય છે જેમાં કુદરતી ચિકિત્સા શક્તિ છે.

તેઓએ સકારાત્મક વલણ કેળવવું જોઈએ, આપણી અંદરની કુદરતી ચિકિત્સા શક્તિનો અહેસાસ કરવો જોઈએ, ખુશી ખુશી શિવાંબૂનો ઉપચાર સ્વીકારવા અને અપનાવવાની પ્રેરણા મેળવવી જોઈએ. તેઓએ તેનાથી જોડાયેલા કલંકને દૂર ઉપર કાબૂ મેળવવો જોઈએ અને અન્ય લોકોને પણ "શિવામ્બુ ચિકિત્સા" દ્વારા કુદરતી લાભ પ્રાપ્ત કરવા માટે પ્રોત્સાહિત કરવા જોઈએ.

શિવામ્બુ ચિકિત્સા એ ઉપચાર ની પ્રાચીન પદ્ધતિ છે. પ્રાચીન દિવસોમાં ઘણા તપસ્વીઓ અને ઋષિમુનિઓ શિવામ્બુ ચિકિત્સા નું

અનુસરણ અને અભ્યાસ કરી રહ્યા હતા. તેઓ સક્રિય તંદુરસ્ત જીવન નો આનંદ માનતા હતા અને 300 વર્ષથી વધારે લાંબા ગાળા સુધી જીવતા હતા.

ભારતનાં ભુતપૂર્વ વડાપ્રધાન સ્વર્ગસ્થ શ્રી મોરારજી દેસાઇ શિવામ્બુ ચીકીત્સા અનુસરતા હતા અને જીવનના છેલ્લા દિવસો સુધી સ્વસ્થ અને તંદુરસ્ત જીવન જીવ્યા. સંખ્યાબંધ મહાન હસ્તીઓ શિવામ્બુ ચિકિત્સા નો અભ્યાસ કરી રહ્યા છે અને તંદુરસ્ત જીવનમાં અગ્રેસર છે.

આજે પણ વિશ્વભરમાં લાખો લોકો શિવામ્બુ ચિકિત્સા નો અભ્યાસ કરી રહ્યા છે. પરંતુ તેઓ શિવામ્બુ ચિકિત્સાનો મહત્તમ લાભ પ્રાપ્ત કરવા માટે યોગ્ય પદ્ધતિ કે તકનીક જાણતા નથી.

જગદીશ આર ભુરાણી

શિવામ્બુ ઉપવાસ

"શિવામ્બુ ઉપવાસ" એ ખૂબ અસરકારક છે અને મોટા ભાગના રોગોના મૂળ કારણોને નષ્ટ કરવા અને તમામ પ્રકારના હઠીલા રોગોનો ઇલાજ કરવા માટે ખૂબ શક્તિશાળી માનવામાં આવે છે. શિવામ્બુ ઉપવાસ દરમિયાન વ્યક્તિએ કોઈ આહાર અને રસ લીધા વગર દિવસ અને રાત માત્ર શિવામ્બુ અને પાણી પીવું પડે છે.

ઉપવાસ કરવો એ નિઃશંક પણે ઉમ્ર પુરાણી ચિકિત્સા પદ્ધતિ છે અને ઘણી પ્રાકૃતિક પ્રણાલીમાં તે જાણીતી છે. શિવામ્બુ ચિકિત્સા પરની બૂક "ધ વોટર ઓફ લાઇફ" ના લેખક જે. ડબલ્યુ. આર્મસ્ટ્રોંગ પોતે શિવામ્બુ ચિકિત્સા કરી રહ્યા છે અને તેમણે 45 દિવસ સુધી આહાર લીધા વગર ઉપવાસ કર્યા અને બીમારીથી પોતાને ઠીક કર્યા. તેમના દ્વારા કરાયેલી ભલામણ થી દર્દીઓએ ઉપવાસ તોડ્યા વગર 30 દિવસથી 60 દિવસ લાંબા સમય સુધી ઉપવાસ કર્યા અને તેમની વિવિધ સમસ્યા ઓથી તેઓ સ્વસ્થ થઈ ગયા.

મે "શિવામ્બુ ચિકિત્સા" શરૂ કરવાની ભલામણ કરી છે, જે બહુ સરળ પદ્ધતિથી ઘરે હળવા આહાર અને ફળોના રસ સાથે શિવામ્બુ અને પાણી સાથે અપનાવી અને અભ્યાસ કરી શકાય છે. બહુ જન્મથી સેરેબ્રલ પાલ્સીથી પીડાતા નાના બાળકો સહિત દરેક દ્વારા આ સરળ પદ્ધતિને અનુસરી અને પાળી શકાય છે.

લાંબા ગાળા સુધી "શિવામ્બુ ઉપવાસ" કરવાથી વ્યક્તિઓને સારા પરિણામ મળે છે અને રોગ નું મૂળ કારણ નાશ પામે છે અને રોગ ફરીથી / પુનરાવર્તિત થતો નથી.

જે લોકો લાંબા સમય સુધી ઉપવાસ કરવા અસમર્થ છે તેઓ નીચેની રીતે સરળ પદ્ધતિથી ઉપવાસ કરી શકે છે:- એ) તેઓ 5 દિવસ શિવામ્બુ અને પાણી પીને ઉપવાસ કરી શકે છે. 5 દિવસ પછી 10 દિવસ માટે હળવા સંતુલિત આહાર અને ફળોના રસ સાથે શિવામ્બુ અને પાણી પીવાનું ચાલુ રાખી શકે છે.

બી) તેઓ 2 દિવસ માટે શિવામ્બુ અને પાણી પીને ઉપવાસ કરી શકે છે. 2 દિવસ પછી 5 દિવસ માટે હળવા સંતુલિત આહાર અને ફળોના રસ સાથે શિવામ્બુ અને પાણી પીવાનું ચાલુ રાખી શકે છે.

સી) તેઓ (1) દિવસ માટે શિવામ્બુ અને પાણી પીને ઉપવાસ કરી શકે છે. (1) દિવસ પછી (2) દિવસ માટે હળવા સંતુલિત આહાર અને ફળોના રસ સાથે શિવામ્બુ અને પાણી પીવાનું ચાલુ રાખી શકે છે.

તેઓએ સારવારની પ્રક્રિયા દરમિયાન શિવામ્બુ ઉપવાસ ચાલુ રાખવા જોઈએ. ઉપવાસ દરમિયાન તેઓએ કોઈ દવા / ગોળીઓ લેવી જોઈએ નહીં. ઉપવાસમાં શિવામ્બુ-માલિશ (મસાજ) અને શિવામ્બુ પેક પર ધ્યાન દેવું જરૂરી છે જ.

સલાહ આપવામાં આવે છે કે વ્યક્તિએ તાજો પોતાનું "સ્વ મૂત્ર" પીવો જોઈએ.

ચોક્કસ કિસ્સામાં તેઓ અન્ય કોઈપણ તંદુરસ્ત વ્યક્તિનું મૂત્ર પણ પી શકે છે.

મારો વ્યક્તિગત અનુભવ

વર્ષ 1990 માં અસ્થિવા (ઓસ્ટિયોઆર્થેરાઇટિસ) અને મારા હાડકમાં તીવ્ર નબળાઈ માટે મને હોસ્પીટલમાં દાખલ કરવામાં આવ્યો હતો. મારા ડાબા પગમાં ખરજવા માટે હું લાંબા સમયથી સ્ટેરોઇડ્સ ની ગોળીઓ લેતો હતો જેના બંદ કરવાથી અને આડઅસરોને કારણે હું આ રોગનો ભોગ બન્યો હતો. હોસ્પીટલમાં ત્રણ અઠવાડીયા રોકવા છતાં હું સ્વસ્થ થઈ શક્યો નહીં અને મારે ઉભા થવા અને ચાલવામાં તકલીફ હતી.

મારા એક શુભેચ્છકે મને "શિવામ્બુ ચિકિત્સા" અપનાવવાની સલાહ આપી અને મને કેટલાક પુસ્તકો સૂચવ્યા: -

1. વોટર ઓફ લાઇફ: - આર્મસ્ટ્રોંગ લિખિત
2. મિરેકલ ઓફ યુરીન થેરાપી: - ડો. સી. પી. મિથલ, એમડી. લિખિત

મે ઉપરોક્ત પુસ્તકો વાંચ્યા અને શિવામ્બુ ચિકિત્સા શરૂ કરી. હું દિવસમાં બે વાર શિવામ્બુથી મારા શરીર પર માલિશ કરતો હતો અને સાથે સાથે સ્વ મૂત્ર પણ પીતો હતો.

મે ધીરે ધીરે લાભો પ્રાપ્ત કર્યા અને મેળવ્યા, મારી શક્તિ પુનઃપ્રાપ્ત કરી, અને 30 દિવસની અવધિમાં સંપૂર્ણપણે સ્વસ્થ થઈ ગયો અને ખરજવા મુક્ત થઈ ગયો.

મારી પત્ની દ્રોપતિ ભૂરાણી ડાયાબિટીસ અને માનસિક સમસ્યાથી પીડાતી હતી. ગંભીર માનસિક સમસ્યાને કારણે તે ઘણી વખત નબળી પડી જતી હતી અને પથારીમાંથી ઉભી પણ થઈ શક્તી નહોતી. તે સમયે તેની આંગળીઓમાં સુન્નતા અને નબળાઈ અનુભવતી હતી અને હાથમાં એક પેન અને ચમચી પણ પકડી શક્તી નહોતી.

તેના શિવામ્બુ સાથે શરીર પર માલિશ કર્યા ના એક કલાક પછી તે તેના શરીરમાં ઉર્જા અનુભવવા લાગી અને પલંગ પરથી જાતે ઉઠવા લાગી અને કાગળ પર જાતે લખવા

લાગી. તે સ્વસ્થ અને તંદુરસ્ત રહેવા માટે દરરોજ સ્વ મૂત્ર પીવા લાગી. તેણે આ ઉપચાર અપનાવ્યો અને ખુશીખુશી લોકો સાથે આ વિષય પર ચર્ચા કરવા લાગી. તેણે મને "શિવામ્બુ ચિકિત્સા" માં આતુરતાથી રસ લેવાની પ્રેરણા આપી હતી.

મે મારી પત્ની સાથે 1993 માં ગોવા ખાતે "શિવામ્બુ ચિકિત્સા" પર આયોજિત પ્રથમ અખિલ ભારતીય સંમેલન માં ભાગ લીધો હતો. ત્યારબાદ વર્ષ 1993 થી હું જૂના હઠીલા રોગોથી પીડિત લોકોને મારી સલાહ આપું છુ અને નિઃશુલ્ક સમાજ પ્રદાન કરી રહ્યો છુ.

મે પહેલીવાર જુલાઇ 2006 માં "બેનિફિટ ઓફ યુરીન થેરાપી" (શિવામ્બુ ચિકિત્સના ફાયદાઓ)પર 2 પાનાનો લેખ તૈયાર કર્યો અને જે લોકો હઠીલા રોગોથી પીડાતા હતા તેમને તેની નકલો વહેંચી હતી. હું તેમને યોગ્ય પદ્ધતિ, તકનિક, સારવારની રીત અને આવશ્યક આહાર વિશે સમજાવતો હતો. જે પણ કોઈએ મારા લેખ વાંચ્યા છે અને

ઉપચારની યોગ્ય પદ્ધતિ અપનાવી છે તેણે શિવામ્બુ ચિકિત્સાથી ખૂબ ફાયદો મેળવ્યો છે.

શ્રી અંગાલ પરમેશ્વરી માતા, ચેન્નાઈ એ તેના આશીર્વાદ મારા પર વરસાવ્યા છે અને શિવામ્બુ ચિકિત્સા થી થતાં ફાયદાઓ ઉપર યોગ્ય જ્ઞાન મેળવવા માટે ભગવાને મને તેમની દૈવી શક્તિથી જ્ઞાન આપ્યું છે.

પ્રાયોગિક અનુભવ અને ખૂબ રસ સાથે મે શિવામ્બુ ચિકિત્સા ના મહત્તમ લાભો મેળવવા માટે યોગ્ય પદ્ધતિ અને તકનીકો નો અભ્યાસ, તપાસ અને સંશોધન કર્યું છે જે નાના બાળકો સહિત દરેક વ્યક્તિ તેને અનુસરી શકે છે. જે લોકો સ્વેચ્છાએ અને ખુશીખુશી શિવામ્બુ ચિકિત્સા અપનાવે અને અભ્યાસ કરે છે તે દૈવી જ્ઞાન મેળવી શકે છે અને પ્રાયોગિક અનુભવ થી તેઓ પોતાના ડોક્ટર બની શકે છે.

મે વિવિધ રોગોથી પીડાતા કેટલાક "દર્દીઓની કેસ હિસ્ટરી" રજૂ કરી છે જ્યાં ડોકટરો ઉપચાર કરી શક્યા નહોતા અને તેના બચવાની આશા છોડી દીધી હતી. બધા દર્દીઓ

જેમને ત્યાં રિફર કરવામાં આવ્યા તેમને ખૂબ જ ફાયદો અને દર્દ અને પીડામાંથી રાહત મેળવી છે.

મૂત્ર એ "સિરમ" લોહીના શુદ્ધિકરણ નું આડ-ઉત્પાદન કે લોહીનો પાણીવાળો ભાગ છે કે કચરો નથી. શિવામ્બુ ચિકિત્સા એ સૌથી અસરકારક કુદરતી ઉપાય છે જેની કોઈ આડઅસર નથી. તેમાં ઉપચાર શક્તિ અને પોષણનો અમુલ્ય સ્ત્રોત છે. નિયમિતપણે સ્વ મૂત્રનું સેવન કરવું એ "દીર્ઘાયુ અને પ્રસન્ન સ્વાસ્થ્ય નું રહસ્ય" છે જે આરોગ્ય માટે

સૌથી મૂલ્યવાન અને ફાયદાકારક છે, જે રોગોના યજમાન ને ઠીક કરવા સક્ષમ છે.

આપડા મૂત્ર (સ્વત મૂત્ર) માં અનેકવિધ પ્રાકૃતિક પ્રોટીન હોય છે. સ્વચ્છ અને સફેદ રંગના મૂત્રમાં (પાણી જેવા) કોઈ ગંધ હોતી નથી અને યોગ્ય તથા આરોગ્યપ્રદ આહાર જાળવીને આપણા શરીરમાંથી મેળવી શકાય છે. મૂત્રનો રંગ અને સ્વાદ વ્યક્તિઓ શું ખાય છે અને શું પીવે છે તેના પર આધાર રાખે છે.

લોકોને સફેદ રંગનું મૂત્ર (પાણીની જેવો આછો રંગ) એકત્રિત કરવાની પદ્ધતિની જાણકારી નથી હોતી જેમાં કોઈ ગંધ આવતી નથી જે નાના બાળકો સહિત દરેક જણ સરળતાથી વાપરી શકે છે. તેઓને યોગ્ય આહાર અને ફળોના રસનો પણ ખ્યાલ હોતો નથી જે શિવામ્બુ ચિકિત્સા સાથે લઈ શકાય છે જેથી તેઓ સારવાર લાંબા સમય સુધી ચાલુ રાખી શકે અને કોઈ સમસ્યા વિના યોગ્ય લાભ પ્રાપ્ત કરી શકે. તેઓ હવે આ પુસ્તક વાંચી શકે છે અને સૂચનાઓનું પાલન કરી શકે છે.

જૂના હઠીલા દરદોથી અસરગ્રસ્ત વ્યક્તિઓ કે જેઓ "શિવામ્બુ ચિકિત્સા" અપનાવે છે તે નિયમિતપણે તબીબી પરીક્ષણ કરાવી શકે છે.

તેઓ ડોક્ટરની દેખરેખ હેઠળ હોઈ શકે છે જે તેમના સ્વાસ્થ્યની ક્રમિક પ્રગતિનું નિરીક્ષણ કરી શકે છે.

ડબલ્યુ.એચ.ઓ. અને સરકારે "શિવામ્બુ ચિકિત્સા" ને માન્યતા આપવી જોઈએ

જો કે હું ક્વોલિફાઇડ ડોક્ટર નથી અને મારી પાસે કોઈ સર્ટિફિકેટ નથી આમ છતાં મે જૂના હઠીલા રોગોથી પીડિત ઘણા દર્દીઓની સારવાર કરી અને ઠીક કર્યા છે જેને આધુનિક વિજ્ઞાન અસાધ્ય ગણે છે. મે સ્તન કેંસર, ફેફસા અને હાડકાનું કેંસર, પેટનું કેંસર, અંડાશયનું કેંસર, સીએમએલ લ્યૂકેમિયા (કેંસર), પેટ / યકૃત (લિવર) કેંસર, મોઢા / ગાલનું કેંસર, હોંઠનું કેંસર ના દર્દીઓની સારવાર / ઠીક કર્યા છે. મેં એચ.આઇ.વી, પિત્તાશયની પથરી, મગજનો લકવો, માંસપેશીય વિકૃતિ, કિડનીની બીમારી, અન્ય ઘણા હઠીલા રોગોથી પીડાતા દર્દીઓની પણ સારવાર કરી છે.

મારી પાસે એવા બધા દર્દીઓના મેડિકલ નિદાન પરીક્ષણ અહેવાલો છે જેમણે શિવામ્બુ ચિકિત્સાથી લાભો મેળવ્યા અને પ્રાપ્ત કર્યા છે. કેટલાક દર્દીઓએ તેમના લેખિત નિવેદનો આપ્યા છે અને કેટલાકે સારવાર પહેલાં અને પછી તેમના રેકોર્ડ કરેલા નિવેદનો આપ્યા છે. શિવામ્બુ ચિકિત્સા એ ઉપચાર નું શ્રેષ્ઠ સાધન છે જે વધુ અસરકારક અને શક્તિશાળી કુદરતી સારવાર છે.

જ્યાં સુધી દર્દીઓ ઠીક નો થાય ત્યાં સુધી ડોક્ટરો, વૈજ્ઞાનિકો અને સંશોધન વિભાગે કુદરતી ઉપચારની પદ્ધતિમાં કોઈ અવરોધ ન કરવો જોઈએ. જે દર્દીઓએ સર્જરી વિના નોંધપાત્ર ફાયદાઓ મેળવ્યા છે તે

દર્દીઓના શારીરિક અને માનસિક સ્વાસ્થ્ય સુધારનું અવલોકન કરીને તેઓ યોગ્ય સર્વેક્ષણ કરી શકે છે. તેઓ તેમના વિવિધ નિદાન અને તબીબી પરીક્ષણ અહેવાલોની પણ તપાસ કરી શકે છે. લોકોને આ સારવાર અપનાવવા માટે ભલામણ અને પ્રોત્સાહિત કરવા માટે ડોકટરો અને વૈજ્ઞાનિકોએ તેમનું નૈતિક સમર્થન આપવું જોઈએ.

ડોક્ટરો અને વૈજ્ઞાનિકોએ તે હકીકતો પર વિશ્વાસ કરવો જોઈએ કે શિવામ્બુ પાસે કુદરતી દૈવી ચિકિત્સા શક્તિ છે અને તે એક માત્ર કુદરતી ઉપાય છે જે વિવિધ પ્રકારના રોગોને મટાડી શકે છે. તેઓ સંશોધન કરી શકે છે અને તેમાં વૈજ્ઞાનિક પુરાવા હોય શકે છે કે હું જે કઈ દાવો કરું છુ તે સત્ય છે.

ડબલ્યુ.એચ.ઓ. અને સરકારે "શિવામ્બુ ચિકિત્સા" ને માન્યતા આપવી જોઈએ. તે સલામત છે અને સારવારની સૌથી અસરકારક પદ્ધતિ છે. તેઓ સારી રીતે જાણે છે કે કેટલીક ફાર્માસ્યુટિકલ કંપનીઓએ માનવ મૂત્રમાંથી બનાવેલ જીવન બચાવ કરતી દવાઓ અને ઈંજેક્ષનો વેચાણથી કરોડો રૂપિયાની કમાણી કરી છે.

સરકારી સંગઠન, વૈજ્ઞાનિક, ડોક્ટરો, મીડિયા અને ખાનગી સંસ્થાઓએ "શિવામ્બુ ચિકિત્સા" પર જાગૃતિ લાવવી જોઈએ અને લોકોને શિવામ્બુ ચિકિત્સાથી લાભ મેળવવા આહારની યોગ્ય પદ્ધતિ, તકનિક, ઉપચારની રીત અને આવશ્યક આહાર વિશે લોકોને શિક્ષિત કરવા જોઈએ.

જાગૃતિ વિશ્વના દરેક દૂરસ્થ ખૂણા સુધી પહોંચવી જોઈએ.

સરકારે શિવામ્બુ ચિકિત્સાનો પ્રચાર કરવો જોઈએ

તે ખૂબ જ શક્તિશાળી કુદરતી સારવાર છે અને લાખો જિંદગી બચાવી શકે છે

ઉપચારના પ્રકાર અને વિધિ

"શિવામ્બુ ચિકિત્સા" ની યોગ્ય પદ્ધતિ આ છે: -

એ) શિવામ્બુ પાન.

બી) શિવામ્બુ થી આખા શરીરે માલિશ કરવી.

સી) શરીરના અસરગ્રસ્ત ભાગ પર શિવામ્બુ થી પલાળેલો કપડાનો ટૂંકડો રાખવો.

ડી) પાણી, ફળો નો રસ પીવો અને સંતુલિત પ્રકાશ આહાર જાળવવો.

મહત્તમ ફાયદો મેળવવા માટે શિવામ્બુ પાન સાથે સંતુલિત અને હળવો આહાર જાળવવો, શિવામ્બુ થી શરીર ની માલિશ કરવી, હઠીલા દરદોથી પીડાતા રોગીઓ માટે શિવામ્બુ થી પલાળેલો કપડાનો ટૂંકડો રાખવો ખૂબ જ મહત્વપૂર્ણ અને જરૂરી અને આવશ્યક છે.

લોકોએ સકારાત્મક વલણ કેળવવું જોઈએ અને કુદરતી ઉપાયમાં સંપૂર્ણ વિશ્વાસ હોવો જોઈએ જે તેમના જીવનને બચાવી શકે છે અને તેમને તમામ પ્રકારના દુઃખ અને વેદનાથી મુક્ત કરે છે. આ ઉપચારમાં વ્યક્તિને પોતાના વિશ્વાસ, રુચિ, પ્રયત્નો, આહાર અને સારવારની પદ્ધતિ અનુસાર ફાયદાઓનો અહેસાસ થશે. જે લોકો આ ઉપચારને સ્વેચ્છાએ અને ખુશીખુશી અપનાવી રહ્યા છે, તેઓને 10 દિવસના ટૂંકા ગાળામાં દિવસે ને દિવસે તેમના સ્વાસ્થ્યમાં ધીરે ધીરે સુધારો જોવા મળશે.

પેશાબનો રંગ અને તેનો સ્વાદ વ્યક્તિઓ શું ખાય છે અને શું પીવે છે તેના પર આધાર રાખે છે. જો એક વ્યક્તિ જે દરેક કલાકે વધુ પાણી અને ફળોનો રસ પીતો રહે છે, તે વધુ

મૂત્ર કરે છે, તો તેનું આંતરિક શરીર સાફ થઈ જશે અને તેના મૂત્રનો રંગ સફેદ થઈ જશે (રંગ આછા પાણી જેવો). તે જ રીતે જો સંતુલિત હળવો આહાર લેતી વ્યક્તિ તેના આહારમાં તેલ, મીઠું, મસાલા અને મરચાંનું સેવન કરતું નથી તો તેના પેશાબમાં ગંધ હોતી નથી.

જે લોકો તેમની દિનચર્યા અને અન્ય પ્રવૃત્તિઓમાં વ્યસ્ત હોય છે જેમને સારવારની આખી પ્રક્રિયા કરવા માટે સમય નથી મળતો પરંતુ તે પોતાને સ્વસ્થ રાખવા માંગે છે તો તે નીચેની રીતે શિવામ્બુ પી શકે છે અને પોતાને સ્વસ્થ રાખી શકે છે

રાત્રે હળવા વાળું કર્યા પછી અને સૂતા પહેલા તેઓ 3 ગ્લાસ (750 મિલી) ગરમ પાણી પી શકે છે. મધ્યરાત્રિ અથવા વહેલી સવારે તેઓ આછો પીળો રંગ અથવા સફેદ રંગહીન મૂત્ર કરશે જે તેઓએ પીવું જોઈએ. ત્યારબાદ તેઓ તેમની અનુકૂળતા અનુસાર 2 અથવા 3 વખત શિવામ્બુ અને પાણી પીતા રહી શકે છે. આ રીતે તેઓ સવારના નાસ્તામાં પહેલાં એક અથવા 1 ½ લિટર શિવામ્બુ સરળતાથી પી શકે છે. તેઓ દિવસના કોઈપણ સમયે તેમની અનુકૂળ અનુસાર આ પદ્ધતિ અપનાવી શકે છે અને પોતાને સ્વસ્થ અને તંદુરસ્ત રાખી શકે છે.

શિવામ્બુ અને શિવામ્બુ વેટ પેક

જે વ્યક્તિઓ શિવામ્બુ ચિકિત્સા અપનાવવા માંગતા હોય પરંતુ સંકોચ થતો હોય અથવા શિવામ્બુ પીવાનું મન ન કરે તો શરૂઆતમાં તેઓ શિવામ્બુ સાથે શરીરની માલિશ કરીને સારવાર શરૂ કરી શકે છે. તેમને માલિશ કરીને ફાયદાની અનુભૂતિ થશે અને ત્યારબાદ તેઓ પોતાનું મન બનાવીને પીવાનું શરૂ કરી શકશે.

ત્વચાને શિવામ્બુથી ઘસવી / માલિશ કરવી તે ઘર્ષણ કોઈ પણ પ્રકાર કરતાં શ્રેષ્ઠ છે અને શિવામ્બુ ઉપવાસ દરમિયાન દર્દીને પોષણ પૂરું પાડવા માટે શિવામ્બુ ઉપચારનો આવશ્યક ભાગ છે.

જો કોઈ વ્યક્તિ પાણી, ફળોના રસ અને માત્ર સંતુલિત હળવા આહારનો ઉપયોગ કરે છે, તો તે સફેદ રંગનું મૂત્ર કરશે, જેમાં કોઈ ગંધ નથી. સફેદ રંગના મૂત્રનો ઉપયોગ વિના સંકોચ કરી શકાય છે કારણ કે તેનો સ્વાદ શુદ્ધ પાણી જેવો છે જેમાં સ્વસ્થ જીવન ટકાવી રાખવા માટે મૂલ્યવાન પ્રોટીન અને વિટામિન હોય છે.

એક વ્યક્તિ ફક્ત શિવામ્બુ પીવાથી અથવા ફક્ત શિવામ્બુ દ્વારા શરીરની માલિશ કરીને અથવા શિવામ્બુનું વેટ પેક રાખીને ક્રમિક સુધારો મેળવી શકે છે.

શિવામ્બુ પીવાથી વ્યક્તિનું આંતરિક શરીર શુદ્ધ થાય છે, કાયાકલ્પ થાય છે અને તે તેના શરીરમથી વહેતો ઉર્જાનો પ્રવાહની અનુભૂતિ કરે છે. તે મગજ, હૃદય, ફેફસા, સ્વાદુપિંડ અને યકૃત વગેરે જેવા મહત્વપૂર્ણ

અવયવોની રોગ પ્રતિકારક શક્તિને પુનઃજીવિત અને પુનઃનિર્માણ કરશે. જે કેટલાક રોગોને હિસાબે નષ્ટ થઈ હતી.

શિવામ્બુ પાન એ શ્રેષ્ઠ ટોનિક છે. જે પણ કોઈ વ્યક્તિ પ્રયોગ કરવાની તકલીફ લેશે અને પ્રથમ વખત શિવામ્બુ પીશે તેને ખત્રિ થશે અને સંતુષ્ટ થશે. જે વ્યક્તિ દિવસ ના કોઈપણ સમયે એક લિટર શિવામ્બુ (સફેદ અથવા આછું પીળું) પીવે છે અને દિવસના એકવાર તેમના શરીરની માલિશ કરે છે તે પીડા અને વેદનાથી મોટી રાહત મેળવે છે અને ધીરે ધીરે તેના રોગ પર નિયંત્રણ / છૂટકારો મેળવે છે. તેઓ સંખ્યાબંધ ગોળીઓ લેવાનું ટાળી શકે છે અને તેમણે સ્વસ્થ રાખી શકે છે.

માલિશ

શિવામ્બુ સાથે માલિશ કરવાથી વ્યક્તિના તમામ પ્રકારના ત્વચાના રોગોને મટાડી શકાય છે. ત્વચાના અપ્રાકૃતિક નિશાનો અને સફેદ દાગ ગાયબ થઈ જાય છે. તે ત્વચાને કાયમી કુદરતી ચમક આપશે જે કોઈપણ “સ્પા કે બ્યુટી પાર્લર” ની મુલાકાત લેવાથી મળી શક્તી નથી.

માલિશ કરવાથી અને શરીર પર શિવામ્બુ લગાવવાથી ત્વચાના મોટાભાગના જટિલ રોગો માટી જાય છે અને ત્વચા ચોકખી અને નરમ બને છે. શરીરમાં સુન્નવા અને કંપવા અને પેરલિસિસ માટે શિવામ્બુથી માલિશ કરવું ખૂબ અસરકારક છે અને તેનાથી જકડાયેલા સાંધાઓ નરમ, લચીલા અને ગતિશીલ બને છે.

તાવ આવે તે સમયે શરીર પર શિવામ્બુ લગાવવાથી તાપમાનમા નોંધપાત્ર ઘટાડો થાય છે. શિવામ્બુ એ ઉત્તમ એન્ટી-સેપ્ટિક છે જે કપાવું,

ઘા લાગે ત્યારે અને બળી જવા વખતે ઉપચારના હેતુ માટે પ્રાપ્ય છે અને તે ચમત્કારની જેમ કામ કરે છે.

માત્ર શિવામ્બુ વેટ પેક સાથે રાખવાથી વ્યક્તિને અનેક સમસ્યાઓથી મુક્તિ મળે છે. તે ગેંગરીન, લાંબા સમયથી રહેલું અલ્સર અને જખમોને મટાડી શકે છે જે દવાથી મટતા નથી. તે ખરતા વાળને અટકાવી શકે છે અને વાળ મજબૂત બનશે તથા વાળ લાંબા થશે. કેટલાક લોકો જેને ટાલ પડી ગઈ છે તે લોકોને તેના ટાલિયા માથા પર વાળ વધવાનું શરૂ થશે તે જાણીને આશ્ચર્ય થશે.

શીવામ્બુ દાંત અને મોઢાની અન્ય મુશ્કેલીઓમાં પણ અસરકારક છે. દાંતમાં સામાન્ય પીડા માટે તમારે મોંમાં થોડુક શિવામ્બુ રાખવું અને થોડીવાર માટે કોગળા કરવો જોઈએ જે સવારે અને સાંજે છ વખત વારંવાર કરવા જોઈએ.

માતા જો હળવો અને સંતુલિત આહાર લેતી હોય તો તેના શરીર માંથી નીકળે એટલે તરત જ સફેદ રંગનું (અથવા રંગહિન પાણી જેવુ) શિવામ્બુ એકઠું કરી પોતાના બાળકને પીવા માટે આપી શકે છે. જન્મથી મગજનો લકવો કે માનસિક વિકાર વગેરે રોગો થી અસરગ્રસ્ત હોય તેવા બાળકને શિવામ્બુ આપી શકાય છે અને આ પદ્ધતિ અપનાવી શકાય છે.

જે લોકોને આર્ટરાઈટિસ ઘૂંટણ ની સમસ્યા હોય ચાલવા અને સીડી ચડવામાં મુશ્કેલી થતી હોય તેવા લોકોએ ઘૂંટણ પર શિવામ્બુ લગાવવું જોઈએ અને સુકાઈ જાય ત્યાં સુધી થોડું ઘસવું જોઈએ. તેઓ ફરીથી આ રીતે જ ત્રણ વખત સુકાઈ જાય ત્યાં સુધી શિવામ્બુ લગાવવું જોઈએ. તેઓ ઘૂંટણ પર શિવામ્બુ વેટ પેક પણ રાખી શકે છે જે વધુ અસરકારક

છે. આનું દિવસમાં ત્રણ થી ચાર વાર પુનરાવર્તન થવું જોઈએ. 10 થી 15 દિવસના ટૂંકા ગાળામાં તેઓને તીવ્ર પીડાતી રાહત મળશે, જકડાયેલા સાંધાઓ નરમ, ગતિશીલ થશે અને તેઓ ચાલી શકશે અને સીડી ચડી શકશે.

જૂના હઠીલા રોગોમાં જલ્દી ઠીક અને સાજા થવા માટે આ ઉપચારની સાથે ચાલવું, વ્યાયામ, યોગ અને ફિઝીયોથેરાપી કરતાં રોગપ્રતિકારક શક્તિને મજબૂત કરશે વ્યક્તિની રોગ પ્રતિકારક શક્તિ માં સુધારો થશે.

સારવારની આ પદ્ધતિ મગજનો લકવો કે અન્ય જન્મજાત માનસિક બીમારી વાળા નાના બાળકો માટે પણ અપનાવી શકાય છે.

સ્વસ્થ વ્યક્તિ પણ શિવામ્બુ ચિકિત્સા પદ્ધતિ અપનાવી શકે છે,
તેમની રોગ પ્રતિકારક શક્તિ વધશે અને
તેઓ તેમના શરીરમાં વધારની ઉર્જાનો અનુભવ કરશે

પીવાની, માલિશ કરવાની અને વેટ પેક રાખવાની રીત

રાત્રે એક ગ્લાસ પાણીમાં લીમડાના ત્રણ પાન નાખીને સવારે પીવો. ભગવાનને સાજા કરવા અને તંદુરસ્ત રાખવા માટે પ્રાર્થના કરો.

સવારે: 1 લિટર ગરમ / નવશેકું પાણી (4 ગ્લાસ x 250 મિલી) પીવો.

દર એક કલાકે શિવામ્બુ અથવા પાણી પીવું.

સવારથી સાંજ સુધીમાં લગભગ 10 ગ્લાસ 2.5 લિટર (અથવા તેથી વધારે) શિવામ્બુ પીઓ.

દિવસમાં 3 વખત આંખ, કાન અને નાકમાં તાજા શિવામ્બુનાં ટીપાં મૂકો.

નોંધ: - સફેદ રંગનું શિવામ્બુ (પાણી જેવુ રંગહિન) અથવા ખૂબ આછા પીળા રંગનું શિવામ્બુ પીવો. એક સમયે 250 મિલિગ્રામ શિવામ્બુ પીવો અને બાકીના શિવામ્બુને બોટલમાં એકત્રિત કરો અને શરીરની માલિશ કરવા અને શિવામ્બુનાં ભીના પેકને લગાવવા માટે રાખો.

માલિશ

નીચેની રીતે શિવામ્બુથી શરીરે (માથાથી પગ સુધી) માલિશ કરો:-

આખા શરીરે શિવામ્બુ લગાડો અને સુકાઈ નહીં ત્યાં સુધી હળવા હાથે માલિશ કરતાં રહો.

તેજ રીતે ફરીથી ત્રણ વખત શિવામ્બુ લગાવો અને સુકાઈ ત્યાં સુધી હળવે હાથે માલિશ કરો.

તેને યોગ્ય માલિશ કરવામાં 3 વખત સુકાવા માટે લગભગ એક કલાકનો સમય લાગશે.

દિવસમાં 2 થી 4 વખત ઉપરની રીતે આખા શરીરની માલિશ કરો.

માલિશ કરવા માટે વ્યક્તિ એક દિવસ જૂના 24 કલાક રાખવામાં આવેલ શિવામ્બુ ઉપયોગ કરી શકે છે કારણ કે તેમાં કોઈ ગંધ આવતી નથી. કેટલાક લોકો એક કે બે અઠવાડિયા સુધી રાખવામાં આવેલા જુના શિવામ્બુનો ઉપયોગ કરે છે જે ફાયદાકારક પણ છે પણ તેનાથી દુર્ગંધ આવશે.

શિવામ્બુ

માલિશ કર્યા પછી શિવામ્બુના ભીના પેકને પેટ પર અને શરીરના અન્ય અસરગ્રસ્ત ભાગ પર 2 કલાક, દિવસમાં બે વખત રાખો.

રાત્રે ફરીથી શિવામ્બુ વેટ પેક રાખો અને તેને સવારે કાઢી લો.

શિવામ્બુ વેટ પેક માટે: - સુતરાઉ કાપડ લો અને તેને શિવામ્બુમાં પલાળો. શિવામ્બુના ભીના કપડાંને લપેટીને તેને પેટ અને અન્ય અસરગ્રસ્ત ભાગ પર લગભગ ૩ વખત ફેરવો.

તેને આવરી લેવા માટે "શિવામ્બુના ભીના કપડાં" ની ટોચ પર પ્લાસ્ટિક વીંટાળો,

પ્લાસ્ટિકના કાગળની ટોચ પર ફરીથી એક અન્ય સુતરાઉ કાપડ લપેટો.

શિવામ્બુના વેટ પેકને દૂર કર્યા પછી, જ્યારે જરૂરી હોય ત્યારે ગરમ પાણીથી સ્નાન કરો.

લોકો શિવામ્બુ પીવાથી, શિવામ્બુ સાથે આખા શરીરે માલિશ કરીને અને પેટ પર અને શરીરના અસરગ્રસ્ત ભાગો પર શિવામ્બુના ભીના પેક રાખીને સારવાર શરૂ કરી શકે છે. દર કલાકે શિવામ્બુ, પાણી અને ફળોનો રસ પીવો અને તે સાથે તેઓ સંતુલિત આહાર લઈ શકે છે. ફાયદાઓ મેળવવા અને રોગને નિયંત્રિત તથા ઠીક કરવા લાંબા સમય સુધી આ ચાલુ રાખી શકાય છે કારણ કે આ સૌથી સલામત પદ્ધતિ છે.

સંતુલિત અને હળવા આહારનું નીચે મુજબ પાલન કરો:-

સવારનો નાસ્તો:- 6 નંગ અખરોટ અને 10 નંદ બદામ સાથે સફેદ ઓટ્સ નું દલિયું (લાપસી).

મધ્ય સવાર:- પપૈયા, નાનું કેળું.

બપોરનું ભોજન:- દહીં સાથે અથવા બાફેલી શાકભાજી સાથે ભૂરા ચોખાની ટૂંકડી(બ્રાઉન ચોખા ના ટૂંકડા)(મદ્દા) / મિલ્લેટ (બાજરી) ચોખા/ દલિયું

સાંજે:- બ્રાઉન બ્રેડ, સલાડ અથવા સફરજન.

રાત્રિભોજન (વાળું):- ફણગાવેલા અને બાફેલા લીલા ચણા (મૂંગ) અથવા લીલા ચણાનો સૂપ અને બાફેલા શાકભાજી અથવા સલાડ

સમાવેશ કરી શકો છો:- ગોળ, મધ, ખજૂર, આદુ, લસણ અને લીંબુ.

બાફેલા શાકભાજી:- ગાજર, કોબી, કઠોળ અને ડોડા (બેબી કોર્ન)

સલાડ (કચુંબર):- ટામેટાં, કાકડી અને ખમણેલું ગાજર

સૂપ:- વેજીટેબલ (સબ્જી) સૂપ

ફળો:- સફરજન, નાનું કેળું, પપૈયા, લીલા નાશપતીનો, સ્ટ્રોબેરી

નહાતી વખતે તમે મુલ્તાની માટી (પીળી માટી) નો ઉપયોગ કરી શકો છો,

હૂંફાળા પાણીમાં લીમડાના પાંદડા, થોડું નારિયેળ તેલ ઉમેરો.

<u>ઉપયોગ ન કરો:</u>- સાબુ, તેલ, નાળિયેર, રીફાઇન ખાંડ, મીઠું અને મરચું.

2 ચમચી મધ, 1 ચમચી ચૂનાનો રસ, 1 ચમચી આદુનો રસ, ½ ચમચી હળદરનો રસ હૂંફાળા પાણીમાં નાખીને રોજ રોજ પીવો. (આદુ અને હળદરના ટુકડાને 24 કલાક પાણીમાં પલાળી રાખો, તેને કાપીને પીસી લો અને તેનો રસ બનાવો).

આ ઉધરસ, શરદી અને તાવના કિસ્સામાં સાંજે અને રાત્રે વારંવારકરી શકો છે.

દર 2 કલાકમાં નીચેનામાંથી કોઈપણ રસ પીવો એટલે કે દિવસમાં 6 ગ્લાસ જ્યુસ.

ગાજર	સફરજન	મોસંબી (ગળ્યું લીંબુ)
ટામેટાં	લીંબુનો રસ	છાશ
દાડમ	નારિયેળ પાણી	સોયા મિલ્ક
જવારાં	કારેલાં	

ગાય / બકરીનું મલાઈ કાઢી લીધેલું દૂધ

જવનું પાણી

વ્યક્તિઓ દર 3 જા દિવસે "શિવામ્બુ ઉપવાસ" (માત્ર શિવામ્બુ અને પાણી પીને) કરવાથી સારા પરિણામ પ્રાપ્ત કરી શકે છે. તેઓ 2 દિવસ માટે હળવા આહાર અને ફળોનો રસ લઈ શકે છે અને દર 3 જા દિવસે

શિવામ્બુ ઉપવાસ કરી શકે છે. તેઓ અઠવાડિયામાં 2 દિવસ માટે શિવામ્બુ ઉપવાસ પણ કરી શકે છે.

સવારના શિવામ્બુનો પ્રથમ ભાગ અને છેલ્લો ભાગ કાઢી નાખવો જોઈએ અને બાકીના શિવામ્બુનો ભાગ લેવો જોઈએ.

3 મહિના પછી નીચેના આહાર શામેલ કરી શકાય છે:-

ચપાટ્ટી (રોટી): -કોલેસ્ટરોલ મેનેજમેન્ટ આટ્ટા સાદા લોટ સાથે ભેળવો. લીલા ચણાનો ડોસ અથવા ઇડલી (ફણગાવેલા લીલા ચણાને પેસ્ટ કરવા માટે પીસવું પડે છે) ગાય નું શુદ્ધ ઘી(દિવસમાં મહત્તમ એક ચમચી) ઓછી માત્રામાં કોલેસ્ટરોલ મુક્ત માખણ (દિવસ દીઠ મહત્તમ 10 ગ્રામ)

શાકભાજી: - પાલક, મેથી, દૂધી, તુરીય, કારેલા, કોબી, ફ્લાવર, તૂર દાળ, લીલા ચણા, કાળા ચણા અને ડુંગળી. સિંધવ (રોક સોલ્ટ), કાળા મરી અને અળશીના બીજ ઓછી માત્રામાં લઈ શકાય છે.

કેન્સરના દર્દીઓ માટે દરરોજ ઓછામાં ઓછું 2 ગ્લાસ (½ કિલોગ્રામ) ગાજરનો રસ અને 2 ગ્લાસ ટામેટાંનો રસ પીવાની ભલામણ કરવામાં આવે છે. એક ગ્લાસ ગાજરનો રસ બનાવવા માટે ¼ કિલો ગાજર લો અને છાલ કાઢી લો અને તેને મિક્સરમાં પેસ્ટ બનાવી લો અને પાણી નાખો. તેઓ જવારાં, દાડમનો રસ પણ લઈ શકે છે.

કેંસરના દર્દીઓએ ખાંડનું સેવન કરવાનું ટાળવું જોઈએ. તેઓ એક કપ ગરમ પાણીમાં એક લીંબુનો રસ મધની ઓછી માત્રામાં સાથે મેળવીને પી શકે છે. ગરમ પાણી થોડું મધ સાથે લીંબુ કેન્સરની ગાંઠની વૃદ્ધિને નિયંત્રિત કરી શકે છે. ગરમ પાણીમાં કડવાશ સાથે લીંબુ એ કેંસરના કોષોને મારવા માટેનો શ્રેષ્ઠ પદાર્થ છે.

કેંસરના જે દર્દીઓ કેમોથેરાપી કરાવી રહ્યા છે, તે પ્રક્રિયા દરમ્યાન કોઈપણ અન્ય સ્વસ્થ વ્યક્તિનું શિવામ્બુ પી શકે છે. આમ કરવાથી તેઓ કેમોથેરાપી દ્વારા થતી આડઅસરો અસર કરશે નહીં.

ઉપરોક્ત પદ્ધતિમાં શિવામ્બુ ચિકિત્સા અપનાવી રહેલા વ્યક્તિઓએ વિટામિન, એન્ટીબાયોટીક, તેઝ ગોળીઓ અને ઇન્જેક્શન ન લેવું જોઈએ. જો કે તેઓ હૃદય અને અન્ય સમસ્યાઓ માટે લાગે કે તે જરૂરી છે અને ટાળી શકાય નહીં તો ડાયાબિટીઝ, બી.પી. માટે હળવી ગોળીઓ લઈ શકે છે. અને જ્યારે તેઓ તેમના સ્વાસ્થ્યમાં પ્રગતિ મેળવે ત્યારે આ ગોળીઓ પણ ધીમે ધીમે ઘટાડવી જોઈએ.

ડાયાબિટીઝ અને હાઈ બી.પી.ના દર્દીઓ શિવામ્બુ ચિકિત્સા કારવાની સાથે સાથે ડોકટરો દ્વારા સૂચવેલ દવા / ઇન્જેક્શન પણ લઈ શકે છે. જ્યારે અને જે સમયે તેમને સુધારો મળે છે ત્યારે તેઓ દવા / ઇન્જેક્શન ધીમે ધીમે ઘટાડી શકે છે.

ડાયાબિટીસના દર્દીઓ જેમને સોજો આવે છે અથવા કોઈ ઘા છે તે ભાગ પર શિવામ્બુ વેટ પેક રાખી શકો છો.

જ્યારે પણ તે જરૂરી હોય ત્યારે લોકો તબીબી સારવાર માટે જઈ શકે છે.

જે લોકો જૂના હઠીલા રોગોથી પીડિત છે અને તેમને તબીબી સારવાર લેવી પડે છે તે ડોકટરો દ્વારા સૂચવવામાં આવેલી દવા લઈ શકે છે અને તે જ સમયે તેઓ શિવામ્બુ ચિકિત્સા અપનાવી શકે છે. જ્યારે તેમને થોડો સુધારો જોવા મળે ત્યારે તેઓ તેમને સૂચવવામાં આવેલી દવા ધીરે ધીરે ઘટાડી શકે છે.

શિવામ્બુ "જીવનનું અમૃત" કેંસરનો ઉપચાર કરો મૂત્ર ચિકિત્સાની સાથે

સર્જરી અને કેમોથેરાપી વિના કેંસરને નિયંત્રિત અને ઠીક કરી શકાય છે

વિશ્વભરમાં લાખો લોકો સૌથી વધુ જોખમી બિમારીથી પીડિત છે. ભારતમાં દર વર્ષે કેન્સરના દર્દીઓના 700,000 (7 લાખ) કેસ અને બાળકોમાં કેંસરના 40,000 થી વધુ કેસો નોંધાય છે. કમનસીબે કેંસરના દર્દીઓની સંપૂર્ણ સંખ્યા દર ગુજરતા વર્ષે વધતી રહે છે. તે મૃત્યુનાં મુખ્ય કારણોમાંનું એક બની ગયું છે.

એકવાર નિદાન થયા પછી, ગંભીર આરોગ્યની માનસિક વેદના સિવાય દર્દીને સારવાર માટે જટિલ અને ખર્ચાળ વિધિ હોવાને કારણે તેમને દુઃસ્વપ્ન ની પરિસ્થિતિનો સામનો કરવો પડે છે. કેંસરના નિદાન અને જરૂરી તપાસ સાથે શરૂ થયું સારવાર લખો રૂપિયાના ખર્ચે ચાલે છે.

કેંસર એક મૂંગો રોગ છે અને ઘણા લોકો પોતાના બચાવમાં જાગ્રત નથી હોતા અને તે વિકૃત આરોગ્ય અને જીવનની અનિશ્ચિતતા તરફ દોરી જાય છે.

કેંસરની સારવાર પરંપરાગત રીતે સર્જરી, રેડીએશન અને કેમોથેરાપી દ્વારા કરવામાં આવે છે. જો કે આંકડાઓ બતાવે છે કે કેંસરને ઠીક કરવામાં આ સારવારની અસરકારક્તાની મર્યાદાઓ છે અને તે આડસરોથી ભરેલી છે. કેમોથેરાપી ની આડઅસરને કારણે શરીરમાં શ્વેતકણો અને રક્તકણો ની સંખ્યા ઘટી જાય છે અને વિવિધ મુશ્કેલીઓ ઊભી થાય છે.

રેડીએશન અને કિમોથેરાપી કરતાં શિવામ્બુ ચિકિત્સા વધુ અસરકારક અને લાભદાયી છે. તે કેંસરના કોષોની વૃદ્ધિનો નાશ કરે છે અને શરીરના અન્ય ભાગોમાં ફેલાતા અટકાવે છે. તે કોઈ પણ આડઅસર કર્યા વિના કેંસરગ્રસ્ત કોષોમાં રહેલા ઝેરી પદાર્થને મારી શકે છે.

જે લોકો પહેલાથી સર્જરી કે કેમોથેરાપી કરાવી ચૂક્યા છે તે શિવામ્બુ ચિકિત્સા અપનાવી શકે છે. જો તેઓ ડોક્ટરની સલાહ મુજબ કેમોથેરાપી ચાલુ રાખવા માંગતા હોય તો તેઓ 36 કલાક પછી શિવામ્બુ ચિકિત્સા અપનાવી શકે છે. તે કેમોથેરાપીની આડઅસરોને ઘટાડી શકે છે અને નવા તંદુરસ્ત લોહીના કણોને બનવામાં મદદ કરે શકે છે. તે તેમની રોગ પ્રતિકારક શક્તિ સુધારો કરશે અને રોગ પ્રતિરોધ શક્તિ વધારશે. ડોકટરોએ કેન્સરથી પીડિત લોકોને "શિવામ્બુ ચિકિત્સા" અપનાવવા ભલામણ અને પ્રોત્સાહન આપવું જોઈએ, જે કેમોથેરાપીની આડઅસરોને ઘટાડી શકે છે અને ઝડપથી સુધારવામાં પણ મદદ કરે છે. તે દર્દીઓના જીવનકાળને વધારી શકે છે અને તેમને તમામ પ્રકારના દુઃખોથી રાહત આપી શકે છે.

મે પેટના કેંસર અને અંડાશયના કેંસરથી પીડાતા દર્દીના વિગતવાર કેસ હિસ્ટરી સાથે ડાયગ્નોસિસ (નિદાન) અહેવાલો એટલે કે સી. ટી. સ્કેનિંગ, એંડોસ્કોપી, બાયોપ્સી રેપોર્ટ્સ અને સર્જરી તથા કેમોથેરાપી માટે ડોક્ટરનો અભિપ્રાય વિગેરે સાથે રજૂ કર્યા છે. તેઓએ તેમના સમર્થન રજૂ કર્યા છે તેઓએ તેમની સમર્થન જારી કર્યા છે કે તેઓને તેમની પીડા અને વેદનાઓથી રાહત મળી છે અને તેઓ સર્જરી અને કીમોથેરાપી કર્યા વિના સ્વસ્થ અને તંદુરસ્ત છે.

શિવામ્બુ "જીવનનું અમૃત" કેંસરનો ઉપચાર કરો મૂત્ર ચિકિત્સાની સાથે

કેંસરના 10 દર્દીઓની કેસ હિસ્ટરી અને પ્રસંશાપત્ર ટેસ્ટીમોનિયલ 1

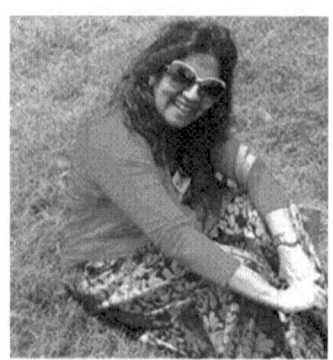

શ્રીમતી સિમરીન ભુરાણી

સ્તન કેંસર

સર્જરી અને બાયોપ્સી વગર ઠીક થયું

બેંગલોરના 41 વર્ષના શ્રીમતિ સિમરીન ભુરાણીને જમણા સ્તનમાં ગાંઠ થઈ હતી. તેનો 7 મી જૂન 2015 ના રોજ સ્કેનિંગ ટેસ્ટ કરવામાં આવ્યો હતો.

તેને સ્તન કેંસર હોવાનું નિદાન થયું હતું. સ્કેનિંગ રિપોર્ટ માં બહાર આવ્યું હતું કે તેને જમણા સ્તનમાં 5.6X2.5 cmsના માપનો સ્તનમાં ગઠ્ઠો છે.

ડોકટરોએ તેમને બાયોપ્સી અને સર્જરી કરવવાની સલાહ આપી હતી.

તેણે બાયોપ્સી ટેસ્ટ અને સર્જરી કરાવી ન હતી. તેણે શિવામ્બુ ચિકિત્સા અપનાવી અને થોડા દિવસોમાં તેને લાગ્યું કે ગઠ્ઠો ધીમે ધીમે ઓછો થઈ રહ્યો છે.

બે અઠવાડીયા પછી 21મી જૂન 2015 ના રોજ તેણે ફરી ટેસ્ટ કરાવતા ટેસ્ટ માં બહાર આવ્યું કે તેનો ગઠ્ઠો 5.6X2.5 cms થી ઘટીને 2.6X1.8 cms નો થઈ ગયો.

તેણે શિવામ્બુ ચિકિત્સા ચાલુ રાખી હતી અને 45 દિવસ પછી તેને પોતાને એવું લાગ્યું કે તેની છાતીમાં કોઈ ગઠ્ઠો નથી અને માસ સંપૂર્ણપણે ગાયબ થઈ ગયું છે.

શરૂઆતમાં કેંસરનું નિદાન થતાં દર્દીઓ પ્રારંભિક તબક્કે શિવામ્બુ ચિકિત્સા અપનાવી શકે છે અને સર્જરી, બાયોપ્સી અને કેમોથેરાપી માંથી પસાર થવાનું ટાળી શકે છે. વિવિધ મેડિકલ ટેસ્ટ માટે તેમને લાખો રૂપિયા ખર્ચ કરવાની જરૂર નહીં પડે.

ટેસ્ટીમોનિયલ 2
મોઢા / ગાલ કેન્સર
સર્જરી / કેમોથેરાપી વગર ઠીક થયું

પ્રિય જગદીશ ભુરાણી જી,

4 મી જૂને મળેલા તમારા ઇમેઇલ માટે ઘણો આભાર. મે શિવામ્બુ ના કોગળા, શિવામ્બુ પાન, અને શિવામ્બુ ની ગાલ પર માલિશ દ્વારા શિવામ્બુ ચિકિત્સા કરી. ચમત્કારિક ફેરફારો થયા છે. મારો ડાબો ગાલ કોલેજન અને ચરબીની ખામીને કારણે (મોંના કેંસરને લીધે) અંદર ધૂસી ગયો હતો. આ ગાલ પહેલેથી જ 50% સામાન્ય થઈ ગયો છે. મારો મતલબ કે ગાલ અંદર ધૂસી જવાનું હવે ઘણું ઓછું છે. મોંની અંદર પણ હવે ઘણું સારું લાગે છે. મે માત્ર એકજ વસ્તુ નો કરી ગાલ અને પેટ પર શિવામ્બુનું વેટ પેક અને શિવામ્બુ ઉપવાસ નથી કર્યો. પરંતુ હવે હું આ બધુ પણ કરીશ. આ સાજા થવાના સંકેતો જોઈને મારામાં હવે આત્મવિશ્વાસ આવી ગયો છે. હું માત્ર 18 વર્ષની છુ અને મને લાગ્યું કે મારી જિંદગી હવે પૂરી થઈ ગઈ કારણ કે મોઢાનું કેંસર મોટેભાગે જીવલેણ છે. જો કોઈ સર્જરી પછી બચી જાય તો પણ તેણે જીવનભર ચહેરા ઉપર ઉંડા નિશાન સાથે જીવવું પડે છે. હવે હું કોઈ સર્જરી, કેમો કે રેડીએશન માટે જવાની નથી. મને ખરેખર ખબર નથી પડતી કે મારૂ જીવન બચાવવા અને સર્જરીથી મારા ચહેરા ને વિકૃત થતો અટકાવવા

હું તમારો આભાર કેમ વ્યક્ત કરું. કૃપા કરીને તમે માનવતા માટે જે મહાન કામ કરી રહ્યા છો તેના માટે મારા હૃદયપૂર્વક આભાર સ્વીકારો.

શિવાની શર્મા

જૂન 27, 2014

ઈમેલ નો. 1

પ્રિય આદરણીય સાહેબ,

હું દિલગીર છું કારણ કે મારા અગાઉના મેઇલ્સમાં મે તમને જગદીશ ભુરાણી જી તરીકે સંબોધન કર્યું છે. સર હું 2 મહિનામાં જ મોઢા / ગાલ થી ઠીક થઈ ગઈ છુ. મારો ગાલ હવે સામાન્ય થઈ ગયો છે અને 18 વર્ષની ઉમરે આખી દુનિયા માણવા માટે મારી સામે છે. ડોક્ટરોના માનવા મુજબ મારે મારવાનું હતું પણ તમે તે લોકોને ખોટા સાબિત કર્યા. સર હું હમણાં મોરેશિયસ માં છુ અને હમણાં જ કોલેજ માંથી સ્નાતક થઈ છુ. હું જેએનયૂમાં સ્નાતકકોર્સનો અભ્યાસક્રમ લેવા દિલ્લી આવી રહી છુ. સાહેબ હું તમને બેંગ્લોરમાં મળીશ. હું તમને દાદાજી કહેવા માંગું છું કારણ કે વય મુજબ હું તમારી પૌત્રીની જેમ છું.

શિવાની શર્મા

જૂન 26, 2014

ઈમેલ નો. 2

નમસ્તે દાદાજી,

તમારા મેલ માટે ઘણો આભાર. જ્યારે હું મારી ડિગ્રી માટે દિલ્હી યુનિવર્સિટીમાં પ્રવેશ કરીશ ત્યારે હું ચોક્કસ તમને મળીશ. હું મારા દેશમાં શિવામ્બુ ચિકિત્સા અંગે જાગૃતિ ફેલાવીશ. તેમજ હું ગુટકા ખાવાની હાનિકારક અસરો વિશે જાગૃતિ ફેલાવીશ. મારા ડોકટરો મારી રિકવરી વિશે દંગ રહી ગયા. જ્યારે તેઓએ મને પૂછ્યું, ત્યારે મેં તેમને શિવામ્બુ ચિકિત્સા વિશે હકીકત કહી. તેમાંથી એક એટલા પ્રભાવિત થયા કે તે આ ચિકિત્સા તેના દર્દીઓ પર શરૂ કરશે. મેં તેને તમારી વેબસાઇટ વિશે સંપૂર્ણ માહિતી આપી.

મારા ડોકટરોએ મારા બચવાની આશા છોડી દીધી હતી. મારા માતાપિતાએ પણ મને કોઈપણ અપૂર્ણ ઇચ્છાઓ વિશે પૂછવાનું શરૂ કર્યું. પૃથ્વી પર મારો બાકી રહેલો સમય મને ગમે તે બધું કરવા અને આનંદ કરવા તેઓએ મને કહ્યું હતું. તેઓ મને વિશ્વ પ્રવાસ પર લઈ જવાની યોજના કરી રહ્યા હતા કારણ કે મને મુસાફરીનો ખૂબ શોખ છે પણ હું ઉર્જા વગર હતી અને વેદનાને કારણે મને મુસાફરીનો આનંદ ન મળી શકે. ખૂબ આભાર.

તમારી પ્રેમાળ પૌત્રી
મોરિશિયસ
શિવાની શર્મા
ઓગસ્ત 14, 2014
ઈમેલ નો. 3

ટેસ્ટીમોનિયલ 3

ટર્મિનલ 4 થા સ્ટેજનું કેંસર

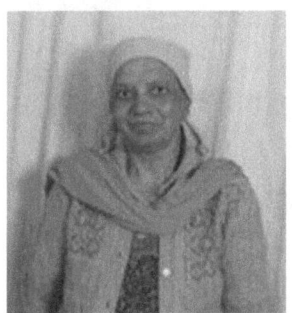

શ્રીમતી સુરેશ રાણી ટર્મિનલ 4 થા સ્ટેજના કેંસરનું નિદાન

શિવામ્બુ ચિકિત્સા થી 4 મહિનામાં સાજા થયા

સ્તન, ફેફસા, અને હાડકાનું કેંસર

દિલ્લીમાં રહેતા 54 વર્ષના શ્રીમતી સુરેશ રાણી (એફ) ને મેટાસ્ટેટિક બ્રેસ્ટ કાર્સિનોમા, મેટાબોલિક એક્ટિવ, લિમ્ફ નોડલ, બોની અને, પ્લેઝર ઇફ્યુઝન સાથે સંકળાયેલું લેફ્ટ એડ્રેનલ કેંસર (સ્તન, ફેફસાં અને હાડકાંનું કેન્સર) હોવાનું નિદાન થયું. તેણે જરૂરી તબીબી પરીક્ષણ અને બાયોપ્સી ટેસ્ટ કરાવ્યા. પીઈટી-સીટી રિપોર્ટમાં ખુલાસો થયો કે વ્યાપક રોગ અને કેન્સર બંને ફેફસાં, જમણું સ્તન, હાડકાં અને શરીરના અન્ય ભાગોમાં ફેલાયેલુ છે. તેના ફેફસામાં પુષ્કળ પ્રવાહી એકઠું થયું હતું.

ડોકટરોએ તેના પરિવારના સભ્યોને સલાહ આપી હતી કે તેઓ તેને કેમોથેરાપી અથવા કોઈ અન્ય સારવાર આપી શકે તેમ નથી અને તે

કેન્સરના 4 માં અંતિમ તબક્કામાં છે. તેઓએ તેમને સલાહ પણ આપી હતી કે તેના બચવાની તકો ખૂબ ઓછી છે.

આ અગાઉ મે 2002 માં ડાબી સ્તનના ગઠ્ઠાને દૂર કરવા માટે તેણે સર્જરી કરાવી હતી. બાયોપ્સી પરીક્ષણ પછી તેનું નિદાન ઇન્વેસિવ ડક્ટલ કાર્સિનોમા "સ્તન કેંસર" તરીકે થયું હતું. સર્જરી પછી તેણે કેમોથેરાપીના 6 વખત અને રેડિયોથેરાપીના 16 વખત કરાવ્યા હતા. તે દર વર્ષે મેડિકલ ટેસ્ટ કરાવતી હતી, જે સામાન્ય દેખાતી હતી.

જૂન / જુલાઈ 2012 માં તેની તબિયત લથડવાનું શરૂ થયું. તેને શ્વાસ લેવાની તકલીફ, અંગોમાં સોજો, ઉલટી અને આખા શરીરમાં તીવ્ર પીડાથી પીડાતી હતી. તે યોગ્ય રીતે ખાવામાં અથવા કંઈપણ પાચન કરવામાં સમર્થ નહોતી. તે ખૂબ જ નબળી પડી ગઈ હતી અને તે બેસવા, ઊભા રહેવા અને યોગ્ય રીતે ચાલવામાં અસમર્થ હતી અને તે સંપૂર્ણ પથારીવશ હતી.

સુરેશ રાણીની પુત્રી રશ્મિએ ઇન્ટરનેટ પર શિવામ્બુ ચિકિત્સા પર મારી વેબસાઇટ જોઈ હતી, તેણે મારો ફોન પર સંપર્ક કર્યો અને તેણે તેની માતાના કેસનો ઇતિહાસ સામે રાખી. તેણે 09-09-2012 ના રોજ ઇમેલ દ્વારા તેની માતાના કેસના નિદાન અહેવાલને મોકલ્યો અને મારી સાથે શિવામ્બુ ચિકિત્સાના ફાયદાઓ પર ચર્ચા કરી.

મારી સલાહ પર શ્રીમતી સુરેશ રાનીએ 12-09-2012 ના રોજ શિવામ્બુ ચિકિત્સા ચાલુ કરી હતી.

તે ખૂબ જ નબળી અને અસ્થિર હોવાથી શરૂઆતમાં તેમની પુત્રી રશ્મિએ પુષ્કળ પાણી પીવા અને હળવા આહાર લેવાની પદ્ધતિ

અપનાવી જેથી તે સ્પષ્ટ અને રંગહીન પેશાબ પસાર કરી શકે. તે તેનું મૂત્ર એકઠું કરતી હતી અને તે તેની માતાને પીવા માટે આપી રહી હતી અને તે પણ તેના પોતાના મૂત્રથી તેના પોતાના શરીરને મેસેજ કરતી હતી.

3 દિવસની અંદર જ તે તેના શરીરમાં ઉર્જા અને બળ અનુભવવા લાગી. તે કોઈ પણ સમસ્યા વિના શ્વાસ લેવામાં રાહત અનુભવવા લાગી. તે જાતે ઊભી થઈ પોતાનું મૂત્ર પી શક્તી હતી. ધીરે ધીરે તેની રોગપ્રતિકારક શક્તિ વધતી જતી હતી અને તેની તબિયત દિન-પ્રતિદિન સુધરી રહી હતી.

તે પુષ્કળ પાણી, ફળોના જ્યુસ અને હળવા આહાર લેવાની સાથે શિવામ્બુ ચિકિત્સાને યોગ્ય પદ્ધતિમાં અપનાવી. તે તેની પુત્રીનું મૂત્ર પીતી હતી તે સાથે તે પોતાનું શિવામ્બુ પણ પીતી હતી અને દિવસમાં બે વખત તેના શરીરને શિવામ્બુથી માલિશ કરતી હતી.

2 અઠવાડિયા (14 દિવસ) ના સમયગાળામાં તેની રોગપ્રતિકારક શક્તિમાં સુધારો થયો અને તેની તબિયત સ્થિર થઈ ગઈ અને તેણે તેના શરીરમાં ફરીથી ઉર્ઝા પ્રાપ્ત કરી. તે હળવો આહાર ખાવામાં અને પચાવવામાં સક્ષમ હતી તે ઉભા થઈ ધીરે ધીરે ચાલવા સક્ષમ હતી. તે સોજા અને શરીરમાં થતી તીવ્ર પીડામાંથી મુક્ત થઈ ગઈ હતી. ફેફસા માંથી પ્રવાહી ઘટી ગયું હતી અને તે સામાન્ય રીતે શ્વાસ લેવા સક્ષમ હતી.

મેં તેને સલાહ આપી કે તે વધુ સારા અને થોડા ઝડપી પરિણામો મેળવવા માટે 7 દિવસના અંતરાલ સાથે હળવી કેમોથેરપી કરાવી શકે

છે. હળવી કેમોથેરાપી કેટલાક કેંસરના કોષોને સંકોચી અને મારી શકે છે અને જ્યારે શિવામ્બુ ચિકિત્સાની સાથે લેવામાં આવે ત્યારે કેંસરને મટાડવામાં તે મદદરૂપ અને સહાયક પદ્ધતિ બની શકે છે.

તેણે એક્શન કેંસર હોસ્પિટલ, દિલ્લીમાં ડો. હરિ ગોયલ ની સલાહ લીધી જેણે સુરેશ રાણીની તપાસ કરી અને તેમના શારીરિક સ્વાસ્થ્યમાં સુધાર જોઈને ખુશ થયા. તેણે ડો. હરિ ગોયલ ની દેખરેખ હેઠળ 26 સેપ્ટેમ્બર થી 7 દિવસ માટે ટેક્ષોલ 130 mg. ના ઈંજેક્ષન પેલેટીવ કેમોથેરાપી કરાવી.

કેમોથેરાપી લેતી વખતે તે તેની પુત્રીનું મૂત્ર પીતી હતી અને કેમોથેરાપીના 24 કલાક પછી તે પોતાનું શિવામ્બુ પીતી હતી.

કેમોથેરાપી દરમિયાન અને કેમોથેરાપી પછી તેણે નબળાઈ, થાક, સુન્નતા કે અન્ય કોઈ તકલીફ કે આડઅસર નહોતી અનુભવતી.

તેણે લાગ્યું કે તે ગ્લુકોઝ / લોહીની બોટલ લેવા માટે હોસ્પિટલમાં ગઈ છે.

કેમોથેરાપી ડોક્ટરના 2 વખત પછી જેમણે તેની તપાસ કરી તેણે સલાહ આપી કે તે સ્થિર છે અને તેના ફેફસાં સંપૂર્ણપણે સ્પષ્ટ છે અને તેમાં કોઈ પ્રવાહી નથી. તેણે તેને કીમોથેરાપીના 12 વખત સુધી ચાલુ રાખવાની સલાહ પણ આપી.

તે દર 7 દિવસના અંતર સાથે કેમોથેરાપીની સાથે શિવામ્બુ ચિકિત્સા ચાલુ રાખતી હતી. દિવસેને દિવસે તે પોતાના શરીરમાં ઉર્જા અને બળ અનુભવી રહી હતી અને તેની તબિયત સુધરી રહી હતી.

તેણે ફેફસામાં પ્રવાહી એકઠું થવાની, શ્વાસની તકલીફ, શ્વાસ લેવામાં તકલીફ, બેચેની, ઉલ્ટી, નબળાઇ, અંગોમાં સોજો અને શરીરમાં તીવ્ર દુખાવાની બધી મોટી સમસ્યાઓથી મુક્તિ મળી છે. તેણે સારી રુચિ છે અને તે ખોરાક ને ખાવા અને સારી રીતે પચાવવા સક્ષમ છે. તે બેસી, ઉભા થઈ, ચાલી અને સીડી ચડી શકે છે અને તેના ઘરે સામાન્ય પ્રવૃતિ કરી શકશે.

તેણે 25 સપ્ટેમ્બર થી 12 ડિસેમ્બર 2012 સુધી 12 વખત દર્દશામક કેમોથેરાપી ટેક્ષોલ 130 મિલીના ઈંજેક્ષન લીધા. તેણે 12 ડિસેમ્બરે છાતી અને ફેફસાંનું સ્કેનિંગ પણ કરાવ્યું. સ્કેનિંગ રિપોર્ટ જોયા પછી ડો. હરિ ગોયલે શ્રીમતિ સુદેશ રાણીને સલાહ આપી કે તેમની છાતી અને ફેફસા સંપૂર્ણ સ્પષ્ટ છે. તેણે અંતિમ પરિણામો જોવા માટે પીઇટી સ્કેનિંગ કરાવવાનું સૂચન કર્યું.

તેણે ચંડીગઢ ખાતે આવેલા પી.જી.આઈ.એમ.ઇ.આર કેંસર રિસર્ચ સેન્ટરના ઓંકોલોજીસ્ટ ડો ગુરપ્રીત સિંઘ ની સલાહ લીધી હતી અને 11-01-2013 ના રોજ પીઈટી-સ્કેનિંગ કરાવી હતી.

પીઈટી-સીટીના રિપોર્ટમાં બહાર આવ્યું છે કે શરીરમાં કોઈ એક્ટિવ કેંસર કોષ નથી અને કેંસરના બધા કોષો મરી ગયા છે. રિપોર્ટ સૂચવે છે કે તે સામાન્ય છે અને તેને કેંસર નથી.

એક્શન કેંસર હોસ્પિટલ, દિલ્લી ના ઓંકોલોજીસ્ટ ડો હરિ ગોયલ અને પી.જી.આઈ.એમ.ઇ.આર કેંસર રિસર્ચ સેન્ટરના ઓંકોલોજીસ્ટ ડો ગુરપ્રીત સિંઘ પી.ઇ.ટી.-સીટીના પરિણામો જોઇને ખૂબ જ ખુશ અને સંતુષ્ટ થયા હતા કે તે સામાન્ય છે.

પી.ઇ.ટી.-સીટીના અહેવાલો જોનારા મોટાભાગના ડોક્ટરો અને ઑંકોલોજીસ્ટ પરિણામોથી આશ્ચર્યચકિત છે. તે એ હકીકત માની શકતા નથી કે જે દર્દીને સ્તન-કેંસર ના અંતિમ તબક્કાનું નિદાન થયું હતું જે હાડકાં, ફેફસા અને લસિકા ગ્રંથિઓમાં ફેલાઈ ગયું હતું તે કેંસરથી મુક્તા થઈ શકે છે.

શ્રીમતી સુરેશ રાણી જીવી રહી છે અને 4 મહિનાના ટૂંકા ગાળામાં (12 સપ્ટેમ્બર 2012 થી 11 જાન્યુઆરી 2013 સુધી) સકારાત્મક વલણ સાથે શિવામ્બુ ચિકિત્સા અપનાવીને કેંસરના અંતિમ તબક્કા પર કાબૂ મેળવી ચૂકી છે. તેણે શિવામ્બુ ચિકિત્સા શરૂ રાખી છે.

તે સ્વસ્થ અને તંદુરસ્ત છે અને તેની તમામ સામાન્ય પ્રવૃત્તિઓ કરે છે.

ઉપરની હકીકતો / વિગતોની રશ્મિ દ્વારા પુષ્ટિ કરાઇ છે:

શ્રીમતી રશ્મિ મોબાઇલ: 092179 63629

શ્રીમતીની સુરેશ રાણીની પુત્રી

ઇ-મેઇલ: nkj_24@yahoo.com

જગદીશ આર ભુરાણી

સારવાર પહેલા પીઈટી-સીટી રિપોર્ટ

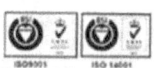

RAJIV GANDHI CANCER INSTITUTE AND RESEARCH CENTRE

Sector 5, Rohini, Delhi- 110085
Tel: 47022222 (30 lines), 27051011-15
Fax: 91-11-27051037

IMAGING SCIENCES:
X-RAY/US/CT/PET/MRI/NM

PET-CT REPORT

OrderNo	: DIRRGCI890166	Order Date	: 23-Jul-2012 03:08PM
CR. No.	: 146393	Age/Sex	: 54 YR(S)/F
Name	: SURESH RANI	Study Date	: 24-Jul-2012 05:09PM
Referred By	:	Status	: OPD

PT Report

Purpose of Scan:
Rxed case of Ca left breast. Post OP/RT (2000). Now with left pleural effusion. For evaluation
Ref.:PET/2530/12

POSITRON EMISSION TOMOGRAPHY AND DIAGNOSTIC CT:
296-370 MBq 18F-FDG was administered I.V.& Images were taken after 1hr. from skull base to mid thigh. IV contrast was given. Diagnostic CT Chest was done. Images of the brain were also acquired.

Finding:
Metabolically active lymphnodes are seen in prevascular, pretracheal, AP window, subcarinal, bilateral hilar and left paraaortic regions. Right supraclavicular region shows evidence of few air pockets.

Metabolically active sclerotic lesions are seen in sternum, left 1st and 10th ribs, few dorso-lumbar vertebrae, sacrum, right acetabulum, left femur, right iliac bone and bilateral pubic bone.

Left adrenal shows metabolically active nodule.

Metabolically active left pleural thickening is seen. Mild left pleural effusion is seen.

Both lungs are normal. Trachea and main stem bronchi are normal.
No right pleural / pericardial effusion is seen.

Rest of the body including brain shows normal physiological tracer uptake.

Impression:
Metabolically active, lymphnodal, bony, left adrenal involvements with pleural effusion as described.

DR.VISHU / DR.ANKUR:
S.R.NUCLEAR MEDICINE

DR.S.A.RAO:
Sr.CONSULTANT RADIOLOGY

DR.P.S.CHOUDHURY:
DIRECTOR NUCLEAR MEDICINE

DR.A.K.CHATURVEDI:
DIRECTOR RADIOLOGY

This Report has been Approved by : DR. VISHU/DR. ANKUR on 25-Jul-2012 03:51PM
This Report has been Validated by : Dr.P.S.Choudhury / Dr. A.K. Chaturvedi / Dr.S.A.Rao on 25-Jul-2012 03:51PM
This is an Electronically Generated Report and Needs No signature.
Any Alternations will make the Report Void.

Entered By : REENA CHHARI   Printed By : REENA CHHARI

બાયોપ્સી રિપોર્ટ

RAJIV GANDHI CANCER INSTITUTE AND RESEARCH CENTRE

(Unit of Indraprastha Cancer Society & Research Centre)

DEPARTMENT OF LABORATORY SERVICES

Tel. : 47022222 (30 LINES), 27051011-1015 Fax : 91-11-27051037

CR Name	: MRS.SURESH RANI	CR No	: 146393	Age/Sex	: 54/Female
Refered Doctor	:	OPD/IPD	: OPD		
Sample On	: 24-07-2012	Report On	: 25-07-2012 02:34 pm	Biopsy No	: B -

DEPARTMENT OF PATHOLOGY

Lab Test Report

BIOPSY NO:B/4988/2012

SPECIMEN: RIGHT CERVICAL LYMPHNODE BIOPSY

GROSS EXAMINATION:SINGLE NODULAR BITS MEASURING 1.5 X 0.7 X 0.7 cm(A,B)(NTL)

MICROSCOPIC EXAMINATION SHOWS TOTAL REPLACEMENT OF LYMPHOID CELLS BY METASTATIC BREAST CARCINOMA CELLS IN KNOWN CASE OF CARCINOMA BREAST.

Clinical Interpretation if any :

Verified By:

Signature:
DR GURUDUTT GUPTA
25-07-2012 04:57 pm

* Marked Service are not covered Under NABL Accreditation

This is an electronically generated report and needs no signature, Any alterations will make the report void.Request for Histopathology slide/blocks for second opinion: The slides and blocks for second opinion will be issued on the next working day, subsequent to a written request submitted 24 hours prior. Time of collection of the same would be between 3pm and 5pm only.

Technician Name : MINI_2636

-- End of Report --

ER
PR

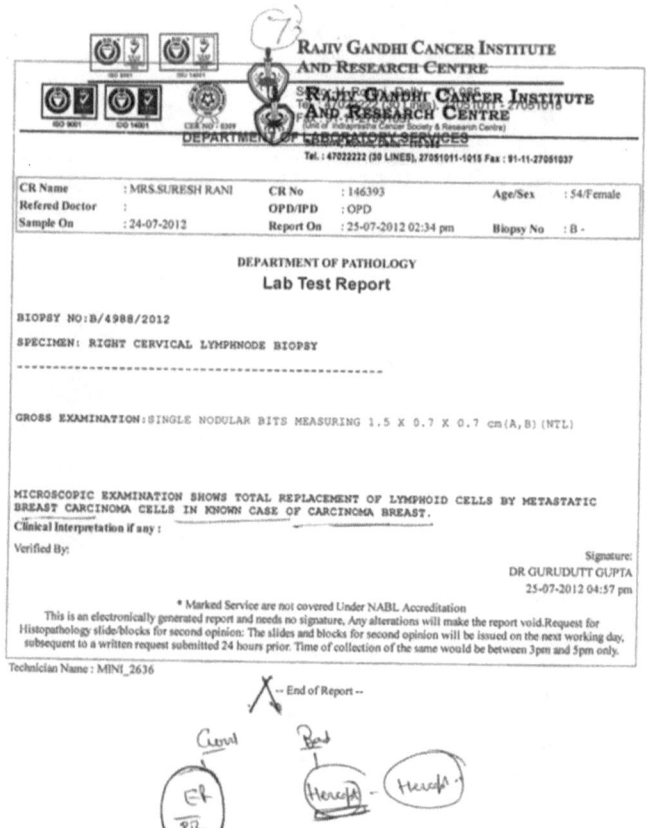

જગદીશ આર ભુરાણી

કેમોથેરાપીના 12 ચક્ર પછી ડિસ્ચાર્જ સમ્મરી

 **Action Cancer Hospital**

Name : SURESH RANI   IP No : 11640   CR No 12384   D.O.A : 12/12/2012 11:01AM
Relative : W/O ASHOK KUMAR   Age : 54 Years   Sex : Female   D.O.D : 12/12/2012 03:24AM
Address : C-3C DELHI CITY APP. SEC-13 ROHINI   Area : ROHINI
Phone : Ph 9310096450
Doctor : Dr. Dr Hari Goyal, Dr. VIKAS DUA   Unit : HG UNIT
Room No : DC-3

Discharge Summary

1. DIAGNOSIS:- METASTASIS CARCINOMA BREAST, ON PALLIATIVE CHEMOTHERAPY.

2. KNOWN ALLERGIES:- No known drug allergies.

3: BRIEF SUMMARY OF CASE:- Mrs. Suresh Rani 54 years old normotensive, nondiabetic female is a diagnosed case of Carcinoma breast. She underwent Surgery in 2001 followed by 6 cycles of chemotherapy using CMF regimen followed by 5 yrs of Tamoxifen(ER/PR were negative) Patient developed breathlessness in july 2012 and found to have large pleural effusion. She was further investigated and found to have Right supraclavicular node. Biopsy was perfomed and reported as +ve for metastasis Carcinoma. Pleural fluid was also reported postive for malignant cells. The tissue was reported +ve for ER/PR & HER -2-NEU (3+) **PET-CT** revealed extensive disease. After that no treatment was taken and received alternative treatment. Patient had rapidly refilling effusion. The prognosis of metastasis disease was explained in detail. Option of oral Xeloda/weekly taxol or hormones was given. In view of grossly symptomatic disease, it was planned to give weekly taxol.

Presently she was admitted for **12th cycle** of chemotherapy which she received with prehydration, posthydration and antiemetics on **12/12/2012**. She tolerated the treatment well and now she is being discharged in a stable condition.

4. PAST HISTORY: - No h/o HTN/DM/CAD/COPD.

5. EXAMINATION:- Patient Conscious, Oriented, Afebrile, BP-120/70mmHg, PR-70/min, RR-20/min, PS-2, Chest - no added sound, CVS-S1S2+, P/A- Soft, BS+.

6. INVESTIGATIONS: - Lab report attached.

7. COURSE DURING HOSPITAL STAY:-

Medicine Given:- Inj. Taxol 130mg with other supportive care.

8. CONDITION ON DISCHARGE:- Satisfactory.

9. TREATMENT ADVICE:-
TAB. LIZOLID 600mg TWICE DAILY FOR 5 DAYS.
TAB. VOVERAN TWICE DAILY FOR 5 DAYS.
TAB. PAN D TWICE DAILY FOR 5 DAYS.
TAB. LARPOSE 1mg FOR 3 DAYS AT NIGHT.
CAP. BECOSULE Z ONCE DAILY FOR 7 DAYS.
TAB. FOLVITE ONCE DAILY FOR 7 DAYS.
PLENTY OF ORAL FLUID.

A-4, Paschim Vihar, New Delhi-110063   Tel.: +91 11 4922 2222   E-mail : ach@actionhospital.com
Fax: +91 11 4502 4587   Website : www.actionhospital.com

શિવામ્બુ "જીવનનું અમૃત" કેંસરનો ઉપચાર કરો મૂત્ર ચિકિત્સાની સાથે

સારવાર બાદ પીઈટી-સીટી રિપોર્ટ

Positron Emission Tomography Centre
Department of Nuclear Medicine,
PGIMER, Chandigarh – 160 012, Tel: 0172 2756719

Name:	Suresh Rani	PET No:	8112/13
Age/Sex:	54/Female	CR No	1085901
Ref/Dept:	General Surgery	Date:	11/01/2013

PET-CT Report

Clinical Indication: K/C/O Ca breast ; Left segmental mastectomy - 16/5/2000; CT - 6 cycles & RT 2000; c/o breathlessness - 2012 : Evaluation : pleural effusion; PET outside (24/7/12): lymph nodal, bony and left adrenal involvement. CT - 12 cycles, last on 12/12/12; PET for CT response.

Technique: Whole body images (base of skull to mid thigh) were acquired in 3-D mode 60 min after i.v. injection of 370 MBq of F18-FDG using a dedicated BGO PET-CT scanner. Oral contrast diluted with water was given. Reconstruction of the acquired data was performed so as to obtain fused PET-CT images in transaxial, coronal and sagittal views.

Findings: No abnormal FDG uptake noted in the left breast. No abnormal FDG uptake is noted in the bilateral axillary, internal mammary and supraclavicular regions.

A non FDG avid irregular soft tissue lesion (measuring ~ 2.4 X 2.1 cm) is noted in the subareolar region of the right breast .

Non FDG avid multiple sclerotic foci are noted in the following sites:

--Multiple cervical and dorsolumbar vertebrae
--Sternum
--Multiple bilateral ribs
--Bilateral iliac bones, right ischial tuberosity and bilateral pubic bones
--Sacrum

Note is made of faintly FDG avid moderate left pleural effusion with atelectasis of the underlying segments. Note is made of non FDG avid GGOs in the both lung fields. No abnormal thickening of the pleura is noted.

Note is made of fatty liver with physiological FDG uptake.

Faint FDG uptake is noted in the medial limb of the left adrenal.

FDG uptake is noted in the brown adipose tissue in the neck and thorax – physiological.

Physiological tracer uptake is noted in liver, spleen and rest of the visualised organs.

Impression: Non-FDG avid lesion in the right breast - suggest mammography / FNA correlation.

Non FDG avid left pleural effusion and skeletal lesions and faintly FDG avid left adrenal lesion as described . Compared to the PET printout images of previous study, there appears to be response to chemotherapy.

Consultant   Senior Resident

જગદીશ આર ભુરાણી

ટેસ્ટીમોનિયલ 4
પેટનું કેંસર

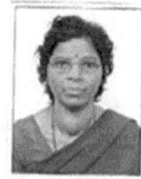

Vinoda Shetty

DATE : 23-10-2011

From,
VIJAYALAKSHMI SHETTY,
BANGALORE.

TO WHOM SO EVER IT MAY CONCERN

My mother Smt. Vinoda Shetty (F) age 55 year was suffering from stomach pain, Acidity and Gastric problem and had consulted many Doctors from past three years. Though she was consuming many tablets regularly she was not relieved from her pains and other problems. In the month of August 2010 she underwent a complete medical check up, Endoscopy, and Biopsy test at Kanva Diagnostic Services Pvt Ltd, Bangalore and she was diagnosed with Stomach Cancer "Carcinoma Stomach".

To ascertain she once again underwent C T Scanning of Chest, Abdomen and Pelvis Test at Father Muller Medical College, Mangalore. After diagnosing the report the doctors recommended her to undergo three cycles chemotherapy and then surgery. As per the doctors advised she underwent three cycles of Chemotherapy in Sept, Oct and Nov 2010. After Chemotherapy she was again admitted in the Hospital for 3 times for Neutropenia (side effects of Chemotherapy) for vomiting, tiredness, fever, low blood sugar, low WBC counts and swelling in her face and other parts of the body.

After completing three cycles of Chemotherapy she once again underwent Endoscopy, Histopathology, Biopsy and C T Scanning test in November 2010 to check whether Chemotherapy has benefited her or not. The result did not show any improvement. Doctors from Father Muller Hospital advised that the only option was to undergo Surgery to remove the entire Stomach followed by Chemotherapy again. Doctors also advised that the chances of recovery of her health will be 50%.

શિવામ્બુ "જીવનનું અમૃત" કેંસરનો ઉપચાર કરો મૂત્ર ચિકિત્સાની સાથે

I came in contact with Mr Jagdish Bhurani when I was in Mangalore and revealed the case history of my mother and forwarded all her diagnosed reports to him. He explained me about the Benefits of Urine therapy and also assured me that my mother will be relieved from all sufferings and can lead a normal life without undergoing any surgery or chemotherapy. Somehow I convinced my mother to practice urine therapy and explained her the benefits.

My mother started Urine Therapy from 16-12-2010 and in the short period of 30 days she gradually improved and she was relieved from all her severe problem such as Stomach pain, Acidity, gastric problem, swelling in her face and other parts of the body. She became energetic and she was able to do her normal activities and continued the treatment in the cheerful manner. The hair started growing on her head as she had lost the hair during her 1st cycle of Chemotherapy.

During this period neither me nor my mother had personally met Mr Jagdish Bhurani. We were in touch with him over the phone and practiced urine therapy as per his advice. She is completely on diet and consuming only those foods recommended by him. She is massaging with Urine 2 times a day and keeping the wet pact of urine in the day time. She is drinking minimum 3 ltrs of urine everyday.

After completing 5 months of urine therapy she once again underwent CT Scanning and blood test in August 2011 at Father Muller Medical College Hospital, Mangalore and consulted Dr. Dinesh Shet, Medical Oncologist. After going trough the reports and examining her Dr. Dinesh Shet told her that she is stable and the disease has not spread to any other parts of the body. He advised her to continue Urine Therapy.

After 8 months we came back to Bangalore and underwent Endoscopy test and all other necessary blood test at Kanva Diagnostic Services Pvt Ltd, Bangalore on 10-08-2011. Though the Endoscopy test reports compared to the earlier reports did not show much variation but the results of all the blood test, Haematology, Biochemistry and other reports were all within the normal range.

જગદીશ આર ભુરાણી

On 11-10-2011 I took an appointment and consulted with Dr.B.S. Ajaikumar, chairman, CEO and Oncologist of HCG Cancer Hospital, Bangalore. After going through all her previous and present reports and examining her personally Dr.B.S. Ajaikumar advised her that she is stable and she can continue Urine Therapy.

She is surviving without undergoing major Surgery for removal of Stomach and Chemotherapy as advised by Doctor earlier. Had she undergone surgery she would have been completely bed ridden and the physical pain and mental agony what she would have suffered is unexplainable. Now that she is practising urine therapy for past 10 months she is relevead from all her pains and sufferings and her health condition is also stable. After adopting urine therapy she has not visited any doctor or Hospital for any of her health problem.

After personally knowing about the benefits of urine therapy I recommend people who are suffering from cancer or any other disease for that matter to adopt this therapy willfully so that even they can overcome sufferings and gain the benefit of urine therapy without spending much. I also request Media and Social organisations to come forward in creating awareness of urine therapy to Help the man kind.

VIJAYALAKSHMI SHETTY
E-mail ID-vijilshetty@yahoo.com
Mobile no : 9241148356

શિવામ્બુ "જીવનનું અમૃત" કૅંસરનો ઉપચાર કરો મૂત્ર ચિકિત્સાની સાથે
શ્રીમતી વિનોદા શેટ્ટી એન્ડોસ્કોપી: - કાર્સિનોમા સ્ટમક

KANVA DIAGNOSTIC SERVICES PVT LTD.
NO. 2/10, Dr. Rajkumar Road, 4th N Block, Rajaji Nagar, Bangalore - 560010

Patient Name	MRS VINODHA	Age	48 years
Patient I D	K635243	Sex	F
Ref.By Doc	Dr. JANARDHAN R	Visit Date	24-Aug-10

UPPER GI ENDOSCOPY REPORT:

INDICATION : Pain abdomen and hemetemesis

FINDINGS :

ESOPHAGUS: Normal. No erosions or hiatus hernia.

STOMACH:

Ulcerative type of growth seen involving the mid body circumferentially with narrowing. Lesion extends proximally along the lesser curve upto the GE junction. Multiple biopsies taken.

DUODENUM:

CAP : Normal. No ulcer.

DII : Normal.

IMPRESSION : CARCINOMA STOMACH

IMAGES:

1. DUODENAL CAP
2. GROWTH
3. FUNDUS
4. ESOPHAGUS

DR.ANAND DOTIHAL.,
MD (PGI, CHANDIGARH), DM (DELHI).,
CONSULTANT GASTROENTEROLOGIST

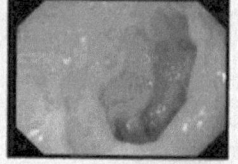
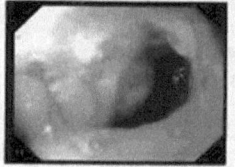
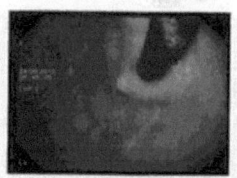
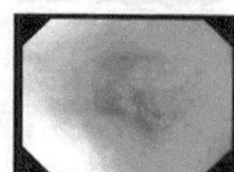

જગદીશ આર ભુરાણી

હિસ્ટોપેથોલોજી રિપોર્ટ

KANVA DIAGNOSTIC SERVICES PVT LTD
No. 2/10, Dr. Rajkumar Road, 4th N Block,
Rajajinagar, Bangalore- 560010
Phone: 080 – 2313 3838 / 39 /40/41/42/43, 2313 4846, 23134847
Fax: 080 – 2313 3844 E-mail:dr.venkatappa@kanvadiagnostic.com.
Website: www.kanvadiagnostic.com

Patient Name	Mrs. Vinodha	Age	48 Yrs
Patient I.D.	K635278	Sex	Female
Ref By Doc	Dr. Janardhan R	Date	26/08/2010

HISTOPATHOLOGY REPORT

HPE NO : 843 /2010

SPECIMEN : BIOPSY FROM STOMACH

GROSS EXAMINATION:

Specimen consists of multiple tiny grey white soft tissue bits altogether measuring < 0.5 cms.

MICROSCOPIC EXAMINATION:

Section studied is showing mucosa of the stomach with infiltrating tumour. the tumour is composed of cells arranged in diffuse sheets. The cells are round to columnar having hyperchromatic to vesicular nuclei with nucleoli and moderate amount of cytoplasm. the cells show moderate degree of nuclear pleomorphism with occasional atypical mitosis. There is moderate mixed inflammatory cellular infiltration. Rest of the mucosa and lamina propria is unremarkable.

IMPRESSION: HISTOPATHOLOGICAL FEATURES ARE SUGGESTIVE OF POORLY DIFFERENTIATED ADENOCARCINOMA – STOMACH.

ENCL: ONE SLIDE & BLOCKS
PRESERVE THEM CAREFULLY

Dr. Swarna Shivakumar
MBBS, MD
Pathologist

શિવામ્બુ "જીવનનું અમૃત" કેંસરનો ઉપચાર કરો મૂત્ર ચિકિત્સાની સાથે

સી.ઈ.સી.ટી. છાતી, પેટ અને પેલ્વિસ

FATHER MULLER MEDICAL COLLEGE HOSPITAL
(A Unit of Father Muller Charitable Institutions)
Father Muller Road, Kankanady, Mangalore - 2, India
Phone: 0824-2436301, 2238175   Web: www.fathermuller.com
MR - 33

DEPT. OF RADIO-DIAGNOSIS & IMAGING

NAME : MRS.VINODA SHETTY   AGE: 55 YRS
REF.BY:DR.ROHANGATTY   DATE:16-9-2010
WARD : OP   IP NO :

C.E.C.T. CHEST, ABDOMEN & PELVIS

STOMACH, BOWEL & MESENTRY: Wall thickening seen involving the gastro oesophageal junction and extending along the lesser curvature into the mid body of stomach.

LIVER: The liver is normal in size and shows homogenous parenchymal tissue density. There is no evidence of intrahepatic biliary dilatation. No evidence of focal lesion.

GALL BLADDER: Normal. No calculi.

PANCREAS: The pancreas has a normal size and configuration. The tissue attenuation pattern is normal and there is no evidence of any diffuse or focal pathology. The pancreatic duct is not dilated and there are no pancreatic calculi.

ADRENALS: Both adrenals are normal in size and enhancement.

SPLEEN : Normal in size and show no focal lesion.

KIDNEYS: Both kidneys are normal in size. There is no evidence of calyceal dilatation or calculi.

LYMPHADENOPATHY: Few small and periportal lymphnodes seen. Few pre tracheal and prevascular lymphnodes seen.

FREE FLUID:- Nil

જગદીશ આર ભુરાણી

સી.ઈ.સી.ટી. છાતી, પેટ અને પેલ્વિસ - 2

FATHER MULLER MEDICAL COLLEGE HOSPITAL
(A Unit of Father Muller Charitable Institutions)
Father Muller Road, Kankanady, Mangalore - 2, India
Phone: 0824-2436301, 2238175 Web: www.fathermuller.com

MR - 33

DEPT. OF RADIO-DIAGNOSIS & IMAGING

BLADDER: Bladder have a normal anatomical configuration. There is no evidence of any intraluminal pathology or thickening of its walls.

UTERUS AND OVARIES: No obvious pathology.

INGUINAL ORIFICES: Normal

ABDOMINAL WALL: Normal

VISUALISED BONES : Normal

Chest:

LUNGS: Both the lungs show a normal bronchial and vascular branching pattern. There is no evidence of any parenchymal lesion.

PLEURA: No evidence of pleural thickening/calcification.

CARDIA & GREAT VESSELS: The heart and mediastinal vascular structures have a normal anatomical configuration. The thoracic aorta and its branches are normal and show no evidence of calcification.

THYROID: Is diffusely enlarged in size.

VISUALISED BONES: The visualized bones of the chest wall and the dorsal spine appears normal.

IMPRESSION:
KNOWN CASE OF CA STOMACH; PRESENT CT SHOWS:
- WALL THICKENING INVOLVING THE GASTRO OESOPHAGEAL JUNCTION AND EXTENDING ALONG THE LESSER CURVATURE INTO THE MID BODY OF STOMACH.
- ENLARGED THYROID.

DR. SAPAN JOY ANDREWS
M.D., D.N.B., F.R.C.R.

6 વખત કેમોથેરાપી ની જરૂર અને કિંમત 1 લાખ

FATHER MULLER CHARITABLE INSTITUTIONS
Father Muller Road, Kankanady, Mangalore - 575 002, India.

UNITS: Father Muller Multi-speciality Hospital, Homoeopathic Hospital, Homoeopathic Pharmaceutical Division, St Joseph's Leprosy Hospital, Rehabilitation Unit, Father Muller Medical College, Father Muller Homoeopathic Medical College, Father Muller College of Nursing, Father Muller School of Nursing and Father Muller Institute of Para-medical Courses.

Tel : (0824) 2238000, (0824) 2436301-3
Fax : (0824) 2436661, 2437402
E-mail : muller@bsnl.in
Website : www.fathermuller.com

ESTD 1880

Ref. No. : ____________ Date : 12/40/2010

TO WHOM SO EVER IT MAY CONCERN

This is to certify that Mrs.Vinoda Shetty, aged 55 years, W/o Sanjeeva Shetty, resident of Sandolika Hadi house, Inna post, Karkala, is suffering from carcinoma stomach. She requires 6 cycles of chemotherapy Docetaxel + cisplatin. Total cost of chemotherapy will be approximately Rs.1,00,000 (Rs one lakh only).

Dr. Dinesh shet
Medical Oncologist
Father Muller Oncology Centre

Medical Oncologist
Father Muller Medical College Hospital
Kankanady, Mangalore-2

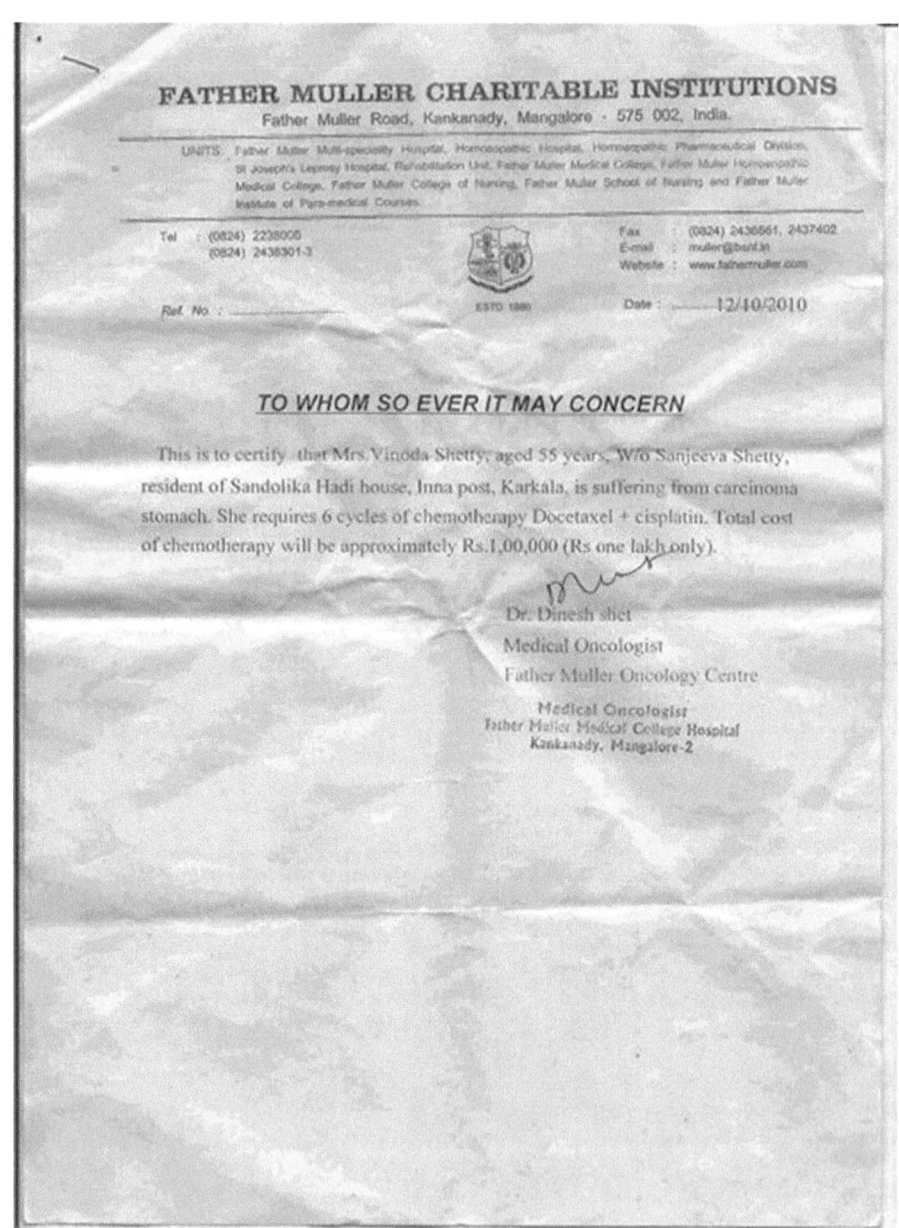

જગદીશ આર ભુરાણી

સર્જરીની જરૂર અને કિંમત બે લાખ રૂપિયા

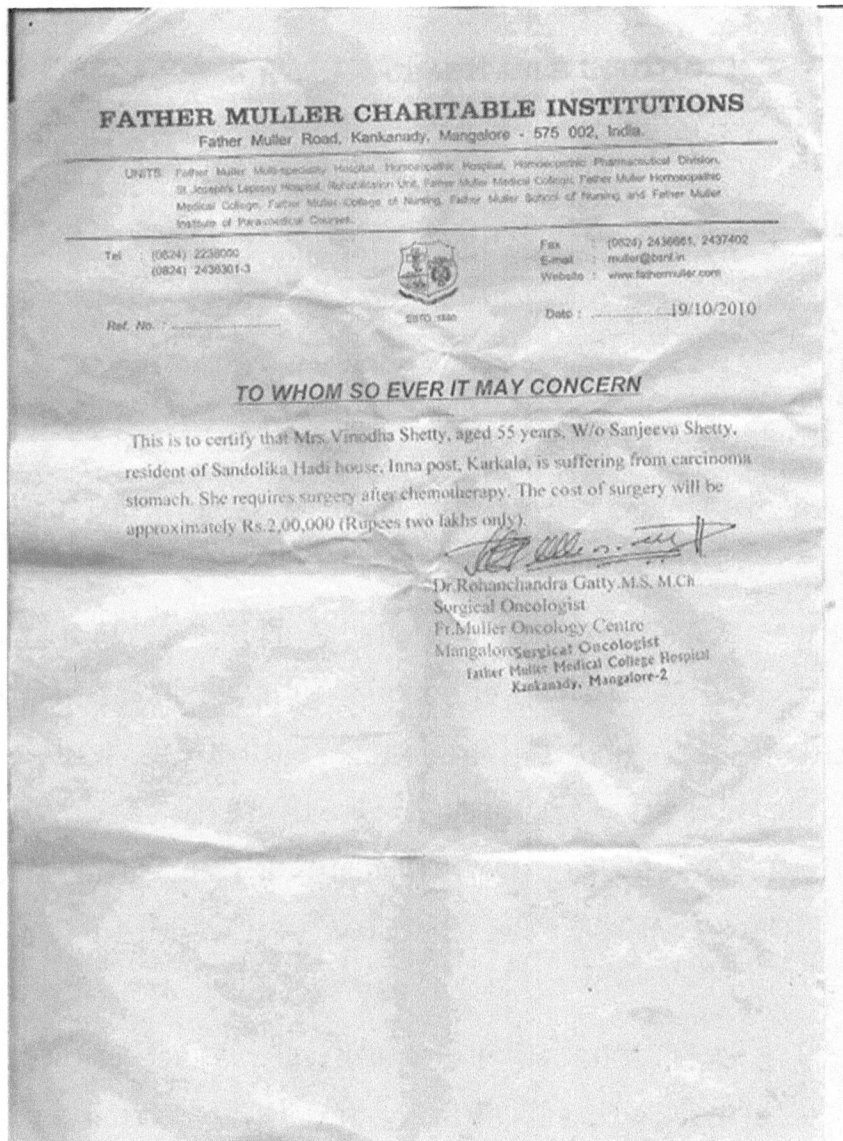

ટેસ્ટીમોનિયલ – 5
પેપિલરી એડેનોકાર્સિનોમા (અંડાશયનું કેન્સર)

શ્રીમતી મમતાને (એફ) (ઉંમર 28 વર્ષ) હોસ્પિટલમાં દાખલ કરવામાં આવી હતી અને તેના પર નીચે મુજબની સર્જરી થઈ: -

સ્ટેજિંગ લેપ્રોટોમી (અંડાશયની ગાંઠ)

ટોટલ હિસ્ટેરેક્ટોમી (ગર્ભાશય ને દૂર કરવું)

બાયલેટરલ સેલ્પિંગો ઓફેરેક્ટોમી (બંને અંડાશયને ને દૂર કરવું)

અને ઇન્ફ્રા કોલિક ઓમેનેક્ટોમી અને એપેંડેક્ટોમી (એપેંડીક્ષ દૂર કરવું)

તપાસ અને વિવિધ પરીક્ષણો બાદ તેનો નિદાન અહેવાલ આ પ્રમાણે આવ્યો: - નવેમ્બર 2009 માં "પેપિલરી એડેનોકાર્સિનોમા" અંડાશયનું કેન્સર. ડોકટરોએ તેમણે સલાહ આપી હતી કે 3 મહિનાના સમયગાળામાં દર 15 દિવસે એમ 6 વખત કેમોથેરાપી કરવી. સર્જરી પછી તેને પેટમાં દુખાવો, શરીરમાં નબળાઇ અને ચાલવામાં તકલીફ હતી. પેશાબ કરતી વખતે તેને લોહી નીકળતું હતું જે તેના નિયંત્રણ માં નહોતું.

તેણે નવેમ્બર 2009 માં શિવામ્બુ ચિકિત્સા શરૂ કરી અને તમામ તબીબી ગોળીઓ બંધ કરી દીધી. 10 દિવસના ટૂંકા ગાળામાં તેનો રક્તસ્રાવ સંપૂર્ણપણે બંધ થઈ ગયો હતો તેને પેટમાં દુખાવો, નબળાઇ,

રક્તસ્રાવ અને અન્ય વિવિધ સમસ્યાઓથી પણ મુક્તિ મળી હતી અને તે યોગ્ય રીતે ચાલવામાં સક્ષમ હતી.

તેણે યોગ્ય પદ્ધતિથી સારવાર શરૂ રાખી અને આ દરમિયાન તેને તેની બધી તકલીફોમાંથી રાહત મળી અને તેણે શરીરમાં તાકાત મેળવી. જોકે ડોકટરોએ તેને નવેમ્બર 2009 માં કેમોથેરાપી લેવાની સલાહ આપી હતી પરંતુ તે કેમોથેરાપી કે અન્ય સારવાર વગર જીવે છે. તે સ્વસ્થ અને તંદુરસ્ત રહે છે અને કોઈ પણ તકલીફ વગર ઘરના સામાન્ય કામ કરે છે. તેના વાળ પર મજબૂત થયા છે અને પહેલા કરતાં 9" જેટલા વધી ગયા છે.

શિવામ્બુ ચિકિત્સા અપનાવ્યા પછી તે સ્વસ્થ અને તંદુરસ્ત રહે છે અને આજદિન સુધી તેણે કોઈ ડોક્ટર અથવા કોઈ હોસ્પિટલની મુલાકાત લીધી નથી.

Bangalore
08-11-2010

My name is Mamtha I am 29 years old. I was admitted in St. Philomena's Hospital stating that I have a cystic mass in my abdomen which was 12 cm. I had to undergo the major operation on 21st October 2009. In that operation I had to remove the Uterus, remove both Ovaries and even remove the appendix. After the operation the diagnosed report came as Ovarian Cancer and the Doctor advised me to undergo for 6 rounds of "Chemotherapy".

I was totally lost a thought that my life is finished. Then my mother told me about Sri Jagdish Bhurani. I and my husband went to meet him personally. He told us about the benefits of Urine Therapy and the proper method of diet, the way of messaging and keeping urine wet pack. Before and after my surgery I had a pain in my Stomach and I was very weak and was not able to walk independently. I also had bleeding while passing Urine.

Once I started Urine Therapy I stopped taking all my medicine and may be within a week all my pain vanished and the bleeding stopped completely. I was feeling strong and I was insisted to continue this treatment for 3 months. I did so and now I am hale and healthy. I did not undergo for Chemotherapy. Now even my Hairs have grown longer say about 9" to 10". Thanks to God to show such a person to me and I thanks to my mom also.

I wish if I had come into contact with Sri Jagdish Bhurani earlier, then I would have not gone for Surgery and also saved the huge amount what my family had to spend in the Hospital. I would suggest other people who are suffering from Cancer that instead of undergoing Surgery they can do this Urine Therapy which does not cost anything and it can be done at home very easily.

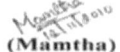

Mamtha 12/11/2010
(Mamtha)

મારું નામ મમતા છે હું 29 વર્ષની છું. મને એમ જણાવીને સેન્ટ ફિલોમિનાની હોસ્પિટલમાં દાખલ કરવામાં આવી હતી કે મારા પેટમાં સિસ્ટીક માસ છે જે 12 સે.મી છે. મારે 21 ઓક્ટોબર 2009 માં એક મોટા ઓપરેશન કરાવવું પડ્યું. તે ઓપરેશનમાં મારે ગર્ભાશય કાઢવું પડ્યું, બંને અંડાશયને કાઢવા પડ્યા અને અપેંડિક્સ પણ દૂર કરવું પડ્યું હતું. ઓપરેશન પછી નિદાન અહેવાલ અંડાશયના કેંસર તરીકે આવ્યો અને ડોક્ટરે મને "કેમોથેરાપી" ના 6 રાઉન્ડ કરાવવાની સલાહ આપી.

હું એવા વિચારોમાં ખોવાઈ ગઈ કે મારી જિંદગી સંપૂર્ણ બરબાદ થઈ ગઈ. ત્યારે મારી માતાએ મને શ્રી જગદીશ ભુરાણી વિશે કહ્યું. હું અને મારા પતિ તેને વ્યક્તિગત રૂપે મળવા ગયા હતા. તેમણે અમને શિવામ્બુ ચિકિત્સા (મૂત્ર ચિકિત્સા)ના ફાયદા અને આહારની યોગ્ય પદ્ધતિ, યુરીન વેટ પેક માલિશ કરવાની અને રાખવાની રીત વિશે જણાવ્યું. મારી શસ્ત્રક્રિયા પહેલાં અને પછી મને મારા પેટમાં દુખાવો થતો હતો અને હું ખૂબ જ નબળી હતી અને સ્વતંત્ર રીતે ચાલવા માટે સમર્થ નહોતી. પેશાબ કરતી વખતે પણ લોહી નીકળતું હતું.

એકવાર મેં શિવામ્બુ ચિકિત્સા શરૂ કરી, મેં મારી બધી દવા લેવાનું બંધ કરી દીધું અને એક અઠવાડિયામાં જ મારી બધી પીડા ઓછી થઈ ગઈ અને લોહી નીકળવું સંપૂર્ણપણે બંધ થઈ ગયું. હું મારી જાતને સશક્ત અનુભવી રહી હતી અને મને 3 મહિના સુધી આ સારવાર ચાલુ રાખવાનો આગ્રહ કરવામાં આવ્યો. મેં એ પ્રમાણે કર્યું અને હવે હું સ્વસ્થ અને તંદુરસ્ત છું. મારે કેમોથેરપી કરાવવાની જરૂર નહોતી પડી. અને હવે મારા વાળ પણ મોટા થયા છે લગભગ 9" માંથી 10". આવા વ્યક્તિને મને બતાવવા માટે ભગવાનનો આભાર અને હું મારી મમ્મીનો પણ આભાર માનું છું.

કાશ જો હું પહેલેથી શ્રી જગદીશ ભુરાણીના સંપર્કમાં આવી હોત, તો હું શસ્ત્રક્રિયા માટે ગઈ જ નો હોત અને મારા પરિવારજનોએ હોસ્પિટલમાં ખર્ચ કરવા પડેલી મોટી રકમ પણ બચી ગઈ હોત. હું કેંસરથી પીડિત અન્ય લોકોને સૂચન કરીશ કે સર્જરી કરાવવાને બદલે તેઓ આ શિવામ્બુ ચિકિત્સા કરી શકે છે જેના માટે કોઈ ખર્ચ થતો નથી અને તે ઘરે ખૂબ જ સરળતાથી કરી શકાય છે.

મમતા

ડોક્ટરનો અહેવાલ: - તેને સર્જરી કરાવવી અને કીમોથેરાપીની જરૂર છે

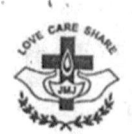

ST. PHILOMENA'S HOSPITAL
No. 4, Campbell Road
Viveknagar P.O., Bangalore - 560 047.
Ph : 4016 4300
Fax : 2557 5704
E-mail : stphilomenashospital@vsnl.net

To whom ever so it may concerned

This is certify that Mrs Mamtha J.S 28 yrs underwent surgery (Staging Laparotomy) for Ovarian tumour on 21.10.09. Total abdominal hysterectomy c Bilateral salphingo oophrectomy c infra colic omentectomy c appendectomy were performed. Histopathological report came as papillary serous cystadeno carcinoma.

She needs Chemotherapy after surgery. This is for your kind information.

7/11/09.
St Philomena Hospital.

For Dr Shylaja.

ST. PHILOMENA'S HOSPITAL
NO. 4, Campbell Road,
Viveknagar P. O.
BANGALORE - 560 047.

ટેસ્ટીમોનિયલ – 6

ત્વચાનું કેંસર

શિવામ્બુ ચિકિત્સા તે ખરેખર કામ કરે છે

તે વર્ષનો ફરી પાછો સમય છે જ્યારે દરેક લોકો સૂર્યસ્નાન કરવા માંગે છે અને ભૂરા પડી જાય છે. તેથી હું પણ કરું છુ.

એવું કહેવામા આવે છે કે સારા વૈજ્ઞાનિક તે/તેણી પોતાની જાત પર પ્રયોગ કરે છે અને મે તેજ કર્યું.

હું શિવામ્બુ ચિકિત્સા પર સંશોધન કરું છુ અને નાટકીય પરિણામો સાથે મારા શિવામ્બુનો જાતે પ્રયોગ કરવાનો નિર્ણય કર્યો.

હું પાછલા ત્રણ અઠવાડિયા થી સૂર્યસ્નાન કરતી હતી અને મે જોયું કે મારી ત્વચા લાલ, ખંજવાળ વાળી, ફોતરાં વાળી અને ગરમીના લસરકા વાળી બની રહી હતી અને તેમાં દાગ અને પરુથી ભરેલા છાલા ઊભરી રહ્યા હતા.

સમય ગુમાવ્યા વગર મે વિચાર્યું કે હું મારી જાતે મારા શિવામ્બુ નો ઉપયોગ વિશ્વાસનિયતા ચકાસવા કરીશ અને પરિણામો જાતે જોઈશ.

મે મારા શિવામ્બુનો ઉપયોગ કરી મારા શરીરને ફ્લેનલ નો ઉપયોગ કરી ધોઈ નાખ્યું અને મારા આશ્ચર્યથી ખંજવાળ, લસરકા અને છલા બંદ થઈ ગયા,બધુ પાછું સામાન્ય થઈ ગયું, મારી ત્વચા પહેલાની તુલના એ વધારે સ્વચ્છ, ચોકખી અને કોમલ થઈ ગઈ.

એન્જેલા બ્રાઉન- સ્વતંત્ર સંશોધનકાર
બીએસસી (ઑનર્સ) બાયોલોજિકલ સાયન્સ
angelabrown007an@aol.co.uk
જુલાઇ 21, 2013

ટેસ્ટીમોનિયલ – 7

યકૃત સાથે પેટનું કેંસર મેટાસ્ટેસિસ - 4થુ સ્ટેજ

પૂછવા બદલ આભાર, હા આપણી પાસે શિવામ્બુ ચિકિત્સાના ફાયદાઓ ઉપર ઘણા ટેસ્ટીમોનિયલ્સ છે.

હું તેનું ફરીચક્કર લગાવવાનો પ્રયાસ કરીશ અને શક્ય હોય તો હું ફોટા પણ મોકલવા માંગુ છું. મારા 62 વર્ષના કાકાને મેટાસ્ટેસિસ 4 થા સ્ટેજના યકૃત સાથે પેટનું કેંસરનું નિદાન થયું.

પેટને દૂર કરવા સર્જરી કરવા માટે તેમને બૂક કરાયા હતા પણ મે તેમને સલાહ આપી હતી કે મૂત્ર નું દરેક ટીપું જે તે કરે છે તે પીઓ અને તેમણે તેમ કર્યું.

તેની ઉપર 4 થા અઠવાડિયે સર્જરી હતી અને ડોકટરોએ તેમને કહ્યું કે તેનું યકૃત હવે સ્વસ્થ થઈ ગયું છે અને કેમો પર સારી રીતે કામ કરી રહ્યું છે. તે હજી શિવામ્બુ સાથે ચાલે છે.

બીજા એક આંટી ને ગર્ભાશયમાં અનેક ફાઈબ્રોઇડ્સ(બિન કેંસરકારક વિકાસ) હતા ડિસેમ્બર 2012 માં ગર્ભાશય દૂર કરવા માટે તેમને કહેવાયું હતું જુલાઇ 2013 માં ઓપરેશન માટે તેમને બૂક કરાયા હતા.

જ્યારે તે પ્રવેશ માટે સ્ત્રી રોગ નિષ્ણાંત પાસે ગઈ ત્યારે ડોક્ટરે સ્કેન કર્યું અને તપાસ કર્યા પછી સર્જરી ની જરૂર નથી એમ કહીને સર્જરી રદ્દ કરી હતી અને બીજું ઘણું બધુ જેને વ્યવસ્થિત ગોઠવવા દો અને વધુ મુલાકાત લેવા મોકલો.

અમે અહીં બોટસ્વાનામાં શીવામ્બુ ચિકિત્સા શરૂ કરવા માગીએ છીએ, તેથી પહેલા હું શીવામ્બુ ચિકિત્સાની પુસ્તકોની હાર્ડ કોપી મંગાવું જેવાકે.

માર્થા ક્રિસ્ટી લિખિત યોર ઔન પરફેક્ટ મેડિસિન,

કોન વો વોન ક્રોન લિખિત ધ ગોલ્ડન ફાઉંટેન,

મિત્તલ સી. પટેલ લિખિત મિરેકલ્સ ઓફ યુરીન થેરાપી,

જોન આર્મસ્ટ્રોંગ લિખિત વોટર ઓફ લાઇફ.

મારા મિત્રોએ લોબત્સે કોઝથી ફોન કર્યો છે તેઓ તેના વિશે ખૂબ ઉત્સાહિત હતા.

મારી અન્ય મિત્ર જુલિયટ ફીરી તેના લગ્નના 16 વર્ષ બાળક કરી શક્તી નહોતી.

મેં તેને સલાહ આપી કે તમને ઇમેઇલ કરી અને તેનો કેસ રજૂ કરે સ્ટેમ્પના ઓસેનોત્સે

stampana@gmail.com

બોટસ્વાના

જાન્યુઆરી 17, 2014

શિવામ્બુ "જીવનનું અમૃત" કેંસરનો ઉપચાર કરો મૂત્ર ચિકિત્સાની સાથે

ટેસ્ટીમોનિયલ - 8
સીએમએલ લ્યુકેમિયા (કેંસર)

વસ્તુઓ ખૂબ ઝડપી ગતિએ સુધરી રહી છે. મારા ડબ્લ્યુબીસી એક મહિના પછી 265,000 થી ઘટીને 219,000 થઈ ગયા અને તે પછી ત્રણ અઠવાડિયા પછી તે ઘટીને 151,000 પર પહોંચી ગયા.

હું મંગળવારે બીજી રક્ત પરીક્ષણ લેવાની યોજના કરું છું અને હું અપેક્ષા રાખું છું કે તે હજી વધુ નીચે આવે. હું આ માટે આભારી છું, મને લાગે છે કે આ સંપૂર્ણ અગ્નિપરીક્ષા શરૂ થઈ ત્યારથી હું પહેલીવાર સ્વસ્થ થઈ રહ્યો છું.

જેસન ક્લાર્ક

નવેમ્બર 03, 2012

ઇમેઈલ નો. 1

ખુબ ખુબ આભાર.

હું સંપૂર્ણપણે આખરે આ દવા બંધ કરવાનો ઇરાદો રાખું છું.

મેં જોયેલી બધી જાણકારીમાંથી એવું લાગે છે કે શિવામ્બુ ચિકિત્સા એ એક રામબાણ ઈલાજ છે.

જેસન ક્લાર્ક

એક્સી રીચમંડ

કેવાય, યુનાઇટેડ સ્ટેટ્સ

જાન્યુઆરી 14, 2014

ઇમેઈલ નો. 2

ટેસ્ટીમોનિયલ – 9

કેંસર

હું નિયમિતપણે સવારનું પ્રથમ મૂત્ર લઈ રહ્યો છું અને આ મને ઘણી શક્તિ અને જોશ આપે છે. હું તમામ દર્દીઓને વિનંતી કરૂં છું કે તેઓ શિવામ્બુ લે, કારણ કે આ સીધું આપણી આત્મા સાથે જોડાયેલુ છે.

હું વાચકો સાથે પણ શેર કરવા માંગું છું કે શિવામ્બુએ મારા કેંસર રોગના ફેલાવાને મર્યાદિત કરી દીધો છે કારણ કે નિદાનમાં નોંધપાત્ર વિલંબ હોવા છતાં, મારો રોગ હજી પ્રથમ તબક્કે હતો.

આભાર

રાકેશ મેહતા

જોધપુર

ફેબ્રુઆરી 04, 2014

ટેસ્ટીમોનિયલ - 10
હોંઠનું કેંસર

પ્રિય જગદીશ જી,

તમારા ઇમેઇલ બદલ આભાર. હું હવે કેટલાક મહિનાથી શિવામ્બુ ચિકિત્સાનો અભ્યાસ કરું છું. મને પહેલાં ઘણી સમસ્યાઓ હતી.

1) મારા ઉપલા હોઠ પર બટન સાઇઝનો ફોલ્લો હતો. હું ઘણાં વર્ષોથી ગુટખા ખાતો હતો, તેથી ડોક્ટર પાસે જતાં મને ડર પણ લાગતો કારણ કે હું જાણતો હતો કે તે કેંસરની નિશાની હોઇ શકે છે. આખરે હું તપાસ માટે ગયો અને બાયોપ્સી પછી મારા સૌથી ખરાબ ડરની પુષ્ટિ થઈ.

2) ઓંકોલોજીસ્ટે કહ્યું કે તે કેંસર પહેલાનો તબક્કો છે અને તે કોઈપણ ક્ષણે ફેલાય શકે છે. તેમણે તાત્કાલિક શસ્ત્રક્રિયા પછી રેડિયેશન થેરાપીની સલાહ આપી. મને તમારી વેબસાઇટ વિશે એક શુભેચ્છકે સલાહ આપી હતી અને મેં શસ્ત્રક્રિયા અને રેડિયેશનને બદલે શિવામ્બુના ઉપવાસ કરવાનું નક્કી કર્યું. શિવામ્બુ ના કડક ઉપવાસના પહેલા જ દિવસ પછી, મને જોવા મળ્યું કે હોઠ પરના ફોલલાના કદમાં નોંધપાત્ર ઘટાડો થયો છે. શિવામ્બુના 20 દિવસના ઉપવાસ પછી, તે સંપૂર્ણપણે અદ્રશ્ય થઈ ગયો. હું ક્યારેય ફોલો-અપ પરીક્ષણો માટે ગયો નહોતો.

શિવામ્બુ "જીવનનું અમૃત" કેંસરનો ઉપચાર કરો મૂત્ર ચિકિત્સાની સાથે

3) મારી ડાબા પગની નીચેની બાજુએ ગાદીમાં વૃદ્ધિ થઈ. ત્યાં એક ઘા પણ હતો જે મટતો ન હતો અને ચાલતી વખતે તે ખૂબ દુઃખતો હતો. હું સૂતા પહેલા દરરોજ અડધો કલાક શિવામ્બુમાં મારા અંગૂઠાને ડૂબાડતો અને પછી મારા પગને પગથી પાણીથી ધોયા વિના સૂઈ જતો જેથી શિવામ્બુની અસર આખી રાત રહે. ફક્ત 7 દિવસમાં. વધેલી જાડાઈ અને ઘા પછી અદૃશ્ય થઈ ગયા.

4) મારી ડાબી આંખમાં જરાક ખામી હતી અને અન્ય આંખ સામાન્ય છે. હું બંને આંખોમાં શિવામ્બુનું એક ટીપું મૂકી રહ્યો છુ. મારી દૂરદ્રષ્ટિમાં નોંધપાત્ર વધારો થયો છે.

તમે માનવતા માટે જે મહાન સેવા કરી રહ્યા છો તેના માટે આભાર.

દીપ ખન્ના

capt.d.k.khanna@gmail.com

17મી ડિસેમ્બર 2018

જગદીશ આર ભુરાણી

શિવામ્બુ ચિકિત્સા પર નિષ્કર્ષ

શિવામ્બુ ચિકિત્સા એ સારવારની પ્રાચીન પ્રાચીન પદ્ધતિ છે. "સ્વ મૂત્ર ચિકિત્સા" ઉપચાર માટેની શક્તિશાળી વિધિનો 5000 વર્ષ જૂના ગણાતા ડામર તંત્ર માં "શિવામ્બુ કલ્પ વિધિ" તરીકે ઉલ્લેખ છે જે પવિત્ર હિંદુ શાસ્ત્રો વેદો સાથે જોડે છે.

શિવામ્બુ ચિકિત્સા નો સંદર્ભ આયુર્વેદ ના લગભગ તમામ ભાગોમાં જોવા મળે છે. તે તાંત્રિક યોગ સંસ્કૃતિમાં પણ યોગ અભ્યાસની પ્રાચીન પદ્ધતિ છે. આ અભ્યાસને "અમરોલી" તરીકે ઓળખાય છે અમરોલી મૂળ શબ્દ અમર પરથી આવ્યો છે.

પ્રાચીન પુસ્તકો અને વેદોમાં સ્વ મૂત્ર શિવામ્બુ તરીકે ઓળખાય છે.

સ્વ મૂત્ર અર્થાત: શિવનું પાણી. તેઓએ શિવામ્બુને પવિત્ર પાણી તરીકે ઓળખાવ્યું છે. તેઓના માટે શિવામ્બુ દૂધ કરતાં વધારે પોષણક્ષમ છે.

"શિવામ્બુ ચિકિત્સા" એ ઉપચારની પ્રાચીન પદ્ધતિ છે. જે અસરકારક રૂઝ લાવવાની રીત છે અને સૌથી શક્તિશાળી કુદરતી ઉપચાર છે.

તે સૌથી અસરકારક પ્રાકૃતિક ઉપાય અને સારવારની સલામત પદ્ધતિ છે. તેની કોઈ આડઅસર નથી. તે કેંસર અને દરેક પ્રકારના હઠીલા દર્દોને અટકાવી, નિયંત્રિત અને ઠીક કરી શકે છે. તે દરેક પ્રકારના હઠીલા દર્દો અને સારું સ્વાસ્થ્ય જાળવવા એક સંપૂર્ણ દવા વગરની પદ્ધતિ છે.

ભગવાન આપણા જન્મથી જ આપણને આ કિંમતી ભેટ (શિવામ્બુ) આપે છે

પ્રાચીન પદ્ધતિમાં "શિવામ્બુ ચિકિત્સા" નો ઉપયોગ પરંપરાગત પદ્ધતિમાં થતો હતો. મોટાભાગના લોકોને ઉપચારની તકનીકો તેને અપનાવવા અને તેના લાભ પ્રાપ્ત કરવા માટે ખૂબ મુશ્કેલ હતું.

શિવામ્બુ ચિકિત્સાના મહત્તમ લાભો મેળવવા માટે મે યોગ્ય પદ્ધતિ, સંશોધન અને તકનિકોનો અભ્યાસ કર્યો છે જે કેંસર અને મગજના લકવા થી પીડિત નાના બાળકો સહિત દરેક તેનું પાલન કરી શકે છે. તે ખૂબ જ સરળ પદ્ધતિથી ઘરે અપનાવી અને અભ્યાસ કરી શકાય છે.

પ્રકરણ – 2
શિવામ્બુ ચિકિત્સા થી ડાયાબિટીસ નું નિયંત્રણ/ઉપચાર

વર્લ્ડ હેલ્થ ઓર્ગેનાઈઝેશન મુજબ (ડબલ્યુ. એચ. ઓ) :

2015 માં ભારતમાં ડાયાબિટીઝ વાળા 69.2 મિલિયન લોકો રહેતા હતા.

વિશ્વવ્યાપી તે 422 મિલિયનથી વધુ લોકોને રિબાવે છે.

ડાયાબિટીઝ વિશ્વમાં લગભગ દરેક જગ્યાએ સામાન્ય છે.

તેને ઘણા હઠીલા રોગોનું મૂળ કારણ માનવામાં આવે છે.

ડાયાબિટીઝ એ એક સામાન્ય હોર્મોનની સમસ્યા છે કે જો સારવાર ન કરવામાં આવે તો અંધત્વ, કિડનીની નિષ્ફળતા, હૃદયની નિષ્ફળતા / હુમલો, ચેતા નુકસાન અને અંગ વિચ્છેદની ગંભીર આરોગ્ય મુશ્કેલીઓ ઊભી થઈ શકે છે.

ઘણા કિસ્સાઓમાં ડાયાબિટીસના દર્દી જે ઇન્સ્યુલિન / મોઢાની ગોળીઓ લે છે તેમાં બ્લડ સુગરનું નિયંત્રણ અનિયંત્રિત હોય છે જે આરોગ્યને લગતી જુદી જુદી મુશ્કેલીઓ તરફ દોરી જાય છે.

ડાયાબિટીસ ને નિયંત્રિત / ઠીક કરો

ડાયાબિટીઝના સૌથી સામાન્ય પ્રકારો છે ટાઇપ 1 ડાયાબિટીઝ અને ટાઇપ 2 ડાયાબિટીસ.

ટાઇપ 1 ડાયાબિટીસનું નિદાન સામાન્ય રીતે બાળકો અને નાના વયસ્કોમાં થાય છે, જો કે તે કોઈપણ ઉંમરે દેખાઈ શકે છે.

ટાઇપ 2 ડાયાબિટીસ મોટાભાગે આધેડ અને વૃદ્ધ લોકોમાં થાય છે. ટાઇપ 2 એ ડાયાબિટીઝનો સૌથી સામાન્ય પ્રકાર છે.

ટાઇપ 1 ડાયાબિટીઝ અને ટાઇપ 2 ડાયાબિટીઝવાળા લોકોએ જીવંત રહેવા માટે દરરોજ ઇન્સ્યુલિન / મોઢાની ગોળીઓ લેવાની જરૂર છે.

તબીબી વિજ્ઞાન મુજબ ડાયાબિટીઝને ઉલટાવી અથવા ઉપચાર કરી શકાતો નથી. જે લોકોને ડાયાબિટીસની અસર થાય છે તેમને ડાયાબિટીસના દર્દી બની જીવન ભર રહેવું પડે છે.

"શિવામ્બુ ચિકિત્સા" એ પ્રાચીન ઉપચારની ખૂબ શક્તિશાળી કુદરતી પદ્ધતિ છે.

તે મોટા પ્રમાણમાં ઇન્સ્યુલિન અને મોઢાની ગોળીઓ લેવાનું ઘટાડવામાં મદદ કરી શકે છે.

શિવામ્બુ ચિકિત્સા ડાયાબિટીસને નિયંત્રિત / ઠીક કરી / ઉલટાવી શકે છે.

તે કુદરતી ઉપચારની સૌથી સલામત / સરળ પદ્ધતિ છે.

"શિવામ્બુ ચિકિત્સા" ડાયાબિટીસથી થતી અન્ય બધી જટિલતાઓ હૃદય રોગ, હાયપરટેંશન અને ડાયાબિટીક રેટિનોપેથીથી રક્ષા કરી શકે છે.

તે અનિયંત્રિત ડાયાબિટીસ થી થતી થતી ગૂંચવણને અટકાવી શકે છે અને તંદુરસ્ત જીવન જીવવા માટે મદદ કરે છે.

ટાઇપ 2 ડાયાબિટીસ વાળા દર્દીઓ 3 અઠવાડીયા માં (21 દિવસમાં) તેમના ડાયાબિટીસને નિયંત્રિત કરી શકે છે અને દવાનું પ્રમાણ મોટા પ્રમાણમાં ઘટાડી શકે છે.

ટાઇપ 2 ડાયાબિટીસ ને ડાયાબિટીસ થી 2 મહિના (60 દિવસ) માં મટાડવામાં આવે છે.

તેઓનો ડાયાબિટીસન ઊલટો થઈ જશે અને તેમને અન્ય કોઈપણ આરોગ્ય જટિલતાથી બચાવી શકાય છે. તેઓ શિવામ્બુ ચિકિત્સા ચાલુ રાખી શકે છે.

તેઓ ઇન્સ્યુલિન અને મોઢેથી લેવાની ગોળીઓ પર આધાર રાખ્યા વગર સ્વસ્થ જીવન જીવી શકે છે.

તેમને હવેથી ઇન્સ્યુલિન / મોઢેથી લેવાની ગોળીઓ લેવાની જરૂર રહેશે નહીં.

ટાઇપ 1 ડાયાબિટીસ વાળા દર્દીઓ 3 અઠવાડીયા (21 દિવસ) માં તેમના ડાયાબિટીસ ને નિયંત્રણ માં રાખી શકે છે અને દવાનું સેવન મોટા પ્રમાણ માં ઘટાડશે.

તેમણે શિવામ્બુ ચિકિત્સા ચાલુ રાખવી પડશે: તેઓ ડાયાબિટીસ થી સાજા થી શકશે.

લાંબા સમય સુધી ચાલુ રાખવાથી ટાઇપ 1 ડાયાબિટીસ માટી શકે છે.

હું છેલ્લા 15 વર્ષથી ટાઇપ 2 ડાયાબિટીસનો દર્દી હતો. હું સવારે અને સાંજે ડાયાબિટીસ માટે 2 એલોપેથી મોઢેથી* લેવાની ગોળીઓ લેતો હતો. જ્યારે પણ હું ગ્લુકોમિટરથી ચેક કરતો હતો ત્યારે મારૂ મારા બ્લડ સુગર નું પ્રમાણ 130 મિલી / ડેલી* and 250 મિલી / ડેલી* વચ્ચે વધઘટ થયા કરતું હતું.

મે શિવામ્બુ ચિકિત્સા અપનાવી અને મારા પુસ્તકમાં સૂચવ્યા પ્રમાણે* આહાર અને સૂચનાનું પાલન કર્યું. સારવારના 40 દિવસમાં કોઈ પણ મોઢેથી લેવાની ગોળીઓ લીધા વગર મારા બ્લડ સુગરનું પ્રમાણ સામાન્ય થઈ ગયું એટલે છે 100 મિલી / ડેલી થી 130 મિલી / ડેલી વચ્ચે થઈ ગયું. મે મારા ડાયાબિટીસ ને ઉલટાવી દીધો.

"ડાયાબિટીઝ" ના નિયંત્રણ અને ઇલાજ માટે ઉપચારની પદ્ધતિ

ડાયાબિટીસને શિવામ્બુ ચિકિત્સાથી નિયંત્રિત / ઇલાજ કરી શકાય છે જો કે તે યોગ્ય પદ્ધતિમાં સંતુલન હળવા આહાર સાથે કરવામાં આવે.

શરૂઆતમાં ડાયાબિટીસના દર્દીને મોઢેથી લેવાની ગોળીઓ અને ઇન્સ્યુલિન લેવાનું હોય છે જે તેઓ શિવામ્બુ ચિકિત્સા સાથે લઈ રહ્યા છે. ડાયાબિટીસના દર્દીઓએ બ્લડ સુગર લેવલનું અવલોકન કરવું પડશે અને ધીમે ધીમે ગોળીઓ અને ઇન્સ્યુલિન ઘટાડવું પડશે.

ડાયાબિટીસ વાળા વ્યક્તિએ સવારના નાસ્તા, બપોરનું જમવાનું અને વાળું પહેલાં દિવસમાં 3 વખત ગ્લુકોમીટર સાથે બ્લડ સુગર

તપાસવી જોઈએ. જ્યારે પણ તેમના બ્લડ સુગરનું સ્તર 70 મિલી / ડેલી અથવા તેનાથી નીચે આવે છે, ત્યારે તેઓએ તેમની ગોળીઓ ઘટાડવી જોઈએ. ટાઇપ 1 પ્રકારના 2 ગોળીઓ લેતા દર્દીઓ ½ ગોળી એટલે લે 25% ઘટાડી શકે છે. અને ટાઇપ 1 પ્રકારના 20 યુનિટ ઇન્સુલિન લેતા દર્દીઓ 5 યુનિટ એટલે કે 25% ઘટાડી શકે છે. તેઓ 10 થી15 દિવસની અંદર ફાયદાની અનુભૂતિ કરશે.

ઉપરોક્ત સરળ પદ્ધતિમાં વ્યક્તિઓ બ્લડ સુગરને નિયંત્રિત કરી શકે છે અને મટાડી શકે છે. તેઓ જોશે કે 10 દિવસની અંદર તેમના બ્લડ સુગરનું સ્તર સુધર્યું છે.

શિવામ્બુ ચિકિત્સા સાથેની સારવારના પાઠયક્રમ દરમિયાનઃ -

ટાઇપ 2 ડાયાબિટીસના દર્દીઓ ટેબ્લેટ્સ લીધા વિના 60 દિવસમાં સાજો થઈ શકે છે.

ટાઇપ 1 ડાયાબિટીસના દર્દીઓ ઇન્સ્યુલિનના ઓછા યુનિટ લઈ 21 દિવસમાં ડાયાબિટીસને નિયંત્રણમાં કરી શકે છે. તેઓને 3 થી 6 મહિનાની અંદર ડાયાબિટીસ મટાડવામાં આવે છે.

ડાયાબિટીસના નિયંત્રણ / ઉપચાર માટે સલામત / સરળ પદ્ધતિઓ

1) વહેલી સવારેઃ 1 લિટર ગરમ / નવશેકું પાણી (4 ગ્લાસ x 250 મિલી) પીવો.

   પાણી ધીમે ધીમે પીવો, તમે 4 ગ્લાસ પાણી પીવા માટે એક કલાક લઈ શકો છો.

   જો તમે 4 ગ્લાસ ન પી શકો તો તમે 2 ગ્લાસ પી શકો છો અને ધીમે ધીમે તેને વધારી

શકો છો.

2) લસણના લવિંગના 2 ટુકડા વહેલી સવારે પાણી સાથે ગળી લો.

એક કલાક (60 મિનિટ) પછી તમારો નાસ્તો ખાવ.

દિવસ અને રાત દરમિયાન 4 વખત (4 ગ્લાસ x 250 મિલી) તાજું શિવામ્બુ પીવો.

સુતા પહેલા 2 ગ્લાસ પાણી પીવો. મધ્યરાત્રિ / સવારે શિવામ્બુ પીવો.

તમારા સંપૂર્ણ શરીરને એક દિવસ જુના શિવામ્બુ સાથે સવારે એકવાર માલિશ કરો.

½ કલાક પછી ગરમ પાણીથી સ્નાન કરો.

તેલ અને મરચા વગરનો સંતુલિત હળવો આહાર લો (અથવા ઓછી માત્રામાં વાપરી શકો છો)

ખાંડ, દૂધ, ચા, કોફી, બેકરી અને ડેરી પ્રોડક્ટ ન લો / ટાળો.

સવારનો નાસ્તો:

1) એક લીલું સફરજન અથવા લીલું નાસપતી

2) એક ગ્લાસ છાશ લો.

બપોરનું ભોજન:- ઘરે બનાવેલ બાજરાની લાપશી/દલિયું / ચોખાની ખિચડી લો.

સાંજે:- એક કિવિ અથવા એક નારંગી ખાવ

રાત્રિભોજન:-

1) ફણગાવેલા મૂંગ (લીલા ચણા) નો વાટકો લીંબુ સાથે ખાઓ.

2) ઘરે બનાવેલ હળવા ખોરાક સાથે, અને ટોફુ સોયા પનીર ખાઈ શકો છો.

અઠવાડિયામાં એક દિવસ શિવામ્બુ ઉપવાસ અપનાવો અને કરો.

ડાયાબિટીસના દર્દીઓએ ઉપવાસના દિવસે મોઢેથી લેવાની ગોળીઓ / ઇન્જેક્શન ન લેવું જોઈએ.

તેઓ બી પી, હ્રદય અને અન્ય સમસ્યા માટે દવા / ગોળીઓ લઈ શકે છે જે શિવામ્બુ ચિકિત્સાની સાથે જરૂરી છે.

જે લોકો શિવામ્બુ ઉપવાસ કરી શકતા નથી તેઓ નીચે મુજબનું પાલન કરી શકે છે: -

સવારનો નાસ્તો: - એક લીલું સફરજન અથવા લીલું નાસપતી

બપોરનું ભોજન: - એક લીલું સફરજન અથવા લીલું નાસપતી અથવા એક વાટકો ફણગાવેલા મગ

શિવામ્બુ "જીવનનું અમૃત" કેંસરનો ઉપચાર કરો મૂત્ર ચિકિત્સાની સાથે

વર્ષ 2007 થી મેં ઘણા પત્રો આગળ મોકલ્યા છે:-

એઇડ્સ પ્રીવેંશન સોસાયટી, બંગલોર કર્ણાટક સરકાર

ગવર્નર કર્ણાટક સરકાર

આયુષ હેલ્થ એન્ડ ફેમિલી વેલફેર ડિપાર્ટમેંટ, બેંગલોર

પ્રિન્સિપાલ સેક્રેટરી, હેલ્થ એન્ડ ફેમિલી વેલફેર ડિપાર્ટમેંટ, બેંગલોર

ઇંડિયન કાઉન્સીલ ઓફ મેડિકલ રિસર્ચ, નવી દિલ્લી

નેશનલ એઇડ્સ કંટ્રોલ ઓર્ગેનાઇજેશન દિલ્લી

યુનિયન હેલ્થ મિનિસ્ટર, દિલ્લી

અને બેંગ્લોર અને દિલ્હીમાં ઘણા અન્ય વિવિધ આરોગ્ય વિભાગ મેં મારા પુસ્તકોની નકલ સાથે લેટર્સ પણ પોસ્ટ કર્યા છે:

"નેચરલ બેનેફિટ્સ ઓફ યુરીન થેરાપી" પ્રતિ: -

ભારતના રાષ્ટ્રપતિ, દિલ્લી

ભારતના ઉપરાષ્ટ્રપતિ, દિલ્લી

ભારતના વડા પ્રધાન, દિલ્લી

કર્ણાટક ના ગવર્નર, બેંગલોર

કર્ણાટક ના મુખ્યમંત્રી, બેંગલોર

અને ઘણા રાજકીય આગેવાનોને શિવામ્બુ ચિકિત્સા વિષે જાગૃતિ લાવવા અને પ્રચાર કરવા અને લાખો જિંદગીઓ બચાવવા વિનંતી કરી છે.

પત્રની નકલ આગળ મોકલી:
પ્રતિ ડેપ્યુટી ડાઇરેક્ટર, નેશનલ એઇડ્સ કંટ્રોલ ઓર્ગેનાઇજેશન, દિલ્લી

JAGADISH.R.BHURANI,
Galaxy Plaza,
254, S.C.Road,
Bangalore-560 009
M: 93428 72578

Date:30.08.2007

The Deputy Director,
Laboratory Services and R & D Division,
National AIDS Control Organisation,
9th Floor, Chandralok Building,
36, Janapath, New Delhi-110 001.

Dear Sir/ Madam,

Sub : To Control and cure HIV / AIDS Disease and to relieve the pain and suffering of the Patients by "URINE THERAPY TREATMENT".

Ref: Letter No.KSAPS/ SVRV/ 10/2007-08 Dt.24.08.2007, Bangalore.

* * * * * * * *

With reference to the above, letter No.KSAPS/ SVRV/ 10/2007-08 Dt.24.08.2007, forwarded to you by Karnataka State AIDS Prevention Society, Bangalore, I would like to submit the further clarification on Urine Therapy Treatment.

God has provided us with all the natural amenities like air, water, Sun, etc., which are most essential for our body, similarly the God has also provided us with the natural gift within our body known as Urine. "The Divine Nectar" which has the miracle healing power to control and cure all kind of disease and keep us hale and healthy.

It is well known fact that some persons drink cow's urine and they find some relief from pain and sufferings. Cow's urine is known as "Sacred Urine", but the persons cannot drink cow's urine in large quantity. Whereas the persons can drink own urine (Auto Urine) and water in unlimited quantity to cure themselves.

Urine Therapy is the alternative medicine which can cure / control all kind of diseases. Urine is the best remedy for external and internal disease of the body. Urine re-builds the vital organs of Brain, Heart, Lungs, Pancreas, Liver, Kidneys etc., which becomes damage due to the disease.

........2

that if minimum 15 -20 patients (or any number of patients) agree to accept Urine Therapy willingly and adopt in cheerful manner to achieve the divine/ miracle benefits from Urine Therapy, you may kindly register their names and intimate to me. I shall provide my free service to the patients and visit personally at your selected centre/ Place, at Bangalore. I shall advice them the necessary light diet/ juices and provide them with proper guidance to control/ cure their disease in the proper manner.

Your organisation may also appoint one Qualified Doctor who can keep the patients under his supervision and conduct medical test to observe the progress of the Patient's health.

The support of your organisation, for the awareness of the benefit of Urine Therapy will help to relieve the pain and suffering of large number of people.

I sincerely hope that your organisation will accept my free service to relieve pain and sufferings of the mankind.

Yours sincerely,

J.R. Bhurani

(JAGADISH.R.BHURANI)
Mob: 93428 72578

CC to:

1. Dr.Suresh K. Mohammed, NPO (ICTC),
National AIDS Control Organisation,
9th Floor, Chandralok Building,
36, Janapath, New Delhi-110 001.

2. The Project Director,
Karnataka State AIDS Prevension Society,
No.4/13-1, Crescent Road,
High Grounds, Bangalore-560 001.,

પત્રની નકલ આગળ મોકલી:
પ્રતિ ડૉ. સંધ્યા કાબરા, નેશનલ એઇડ્સ કંટ્રોલ ઓર્ગેનાઇજેશન, દિલ્લી

Gmail - Control and Cure Of HIV / AIDS through "Urine Therapy Treatment" Page 1 of 1

Control and Cure Of HIV / AIDS through "Urine Therapy Treatment"

Jagdish Bhurani show details 12:15 pm (0 minutes ago) Reply

To,
Dr. Sandya Kabra
Laboratory Services and R & D Division,
National AIDS Control Organisation,
9th Floor, Chandralok Building,
36, Janapath, New Delhi - 110001

Dear Madam,

Sub : To Control and Cure HIV / AIDS Disease and to relieve the pain and suffering of the Patients through "Urine Therapy Treatment"

Ref : My letter dated 30-08-2007

Further to my above letter and my personal talk with you over telephone on 13-09-2007, you had informed me that my above referred letter has been forwarded to the concerned department and the copy of the said letter will be posted by me.

I would request you to kindly send me a copy of the said letter to enable me to contact the concerned department.

I would like to submit that I have treated Patients with certain Chronic Diseases which cannot be cured by Medical Treatment.

There are some / certain Chronic Diseases which are not curable according to the Medical Science and the Doctors give up their hopes to cure such Diseases. However, the Natural Gift i.e. "Urine" which is a Gift Of God known as the "Divine Nectar" can Control / Cure all the Diseases and Relieve the pain and sufferings of the Man kind.

HIV / AIDS Patients who Accept and Adopt this "Urine Therapy Treatment" will improve their Immunity System and their pain and sufferings (i.e. Muscle Weakness, Body Pain, Fever, Cough, etc) will be Reduced and Controlled with a shot period of 30 days.

All the Aliments / Diseases subject to from the very Birth can be Controlled / Cured by Natural "Urine Therapy Treatment" which has the Miracle Healing Power.

The support of your Organisation to Recognise the "Benefits Of Urine Therapy Treatment" and the Awareness of this treatment among the General Public will Help Millions Of People to Relieve their and Sufferings.

Thanking You,

http://mail.google.com/mail/?auth=DQAAAHIAAABsEbeq1SvClvN9F4TVYmpyZPko5 ... 9/29/2007

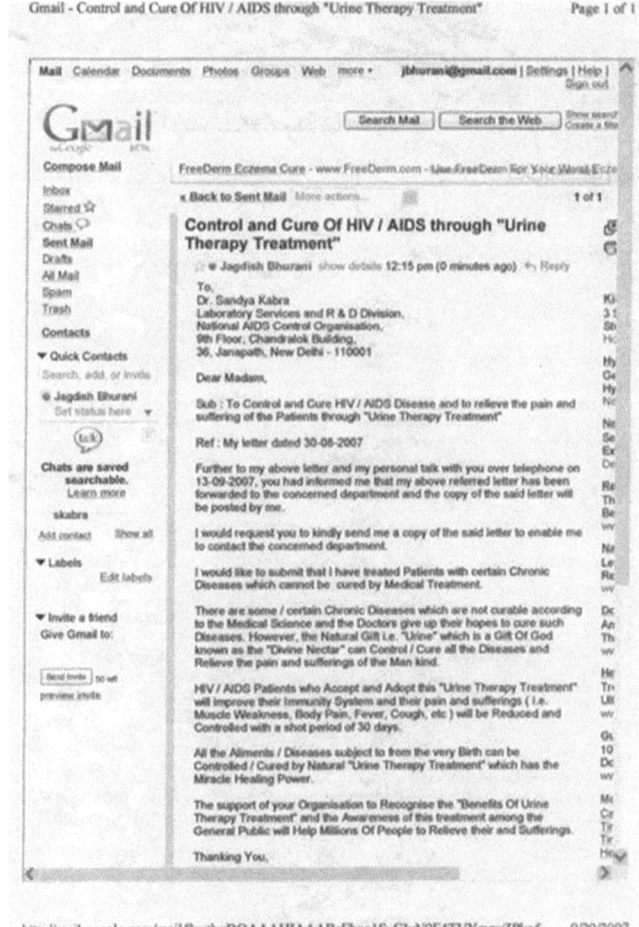

પત્રની નકલ આગળ મોકલી: પ્રતિ ડો. દિપાલી મુખર્જી, ઇંડિયન કાઉન્સીલ ઓફ મેડિકલ રિસર્ચ, નવી દિલ્લી

Gmail - Control and cure of HIV / AIDS, Cancer, Kidney Failure, Heart Problems, Motor... Page 1 of 13

Gmail by Google BETA

Jagdish Bhurani <jbhurani@gmail.com>

Control and cure of HIV / AIDS, Cancer, Kidney Failure, Heart Problems, Motor Neuron Disease, Muscular Dystrophy and all other Chronic Diseases with "URINE THERAPY TREATMENT".

Jagdish Bhurani <jbhurani@gmail.com> **Mon, Nov 5, 2007 at 10:54 AI**
To: dipalimukherji@hotmail.com, mukherjeed@icmr.org.in
Cc: headquarters@icmr.org.in, icmrhqds@sansad.nic.in, gangulynk@icmr.org.in, sandhyakabra@gmail.com

JAGDISH.R.BHURANI,
Galaxy Plaza,
254, S.C.Road,
Bangalore-560 009

Mob: 93428 72578
E-Mail :jbhurani@gmail.com

Date:05.11.2007

To
Dr.DEEPALI MUKHERJEE,
Senior D.D.G.
Indian Council of Medical Research,
42, Ansari Nagar,
New Delhi - 110 029
dipalimukherji@hotmail.com
mukherjeed@icmr.org.in

Dear Madam,

Sub : **Control and cure of HIV / AIDS, Cancer, Kidney Failure, Heart Problems, Motor Neuron Disease (M.N.D.) Muscular Dystrophy and all other Chronic Diseases with "URINE THERAPY TREATMENT".**

Ref : Letter No.T-11020/ 108(77) / 2007- NACO (R & D) dt.10.09.2007.

* * * * * * * *

With reference to the above, letter No. T-11020/108(77)/2007 - NACO (R&D) Dt.10.09.2007, forwarded to you by Government of India, Ministry of Health and Family Welfare, National

http://mail.google.com/mail/?ui=1&view=lg&msg=1160e448ad3251e4 11/6/2007

પત્રની નકલ આગળ મોકલી (12 પન્ના): પ્રતિ ડો. દિપાલી મુખર્જી, ઇંડિયન કાઉન્સીલ ઓફ મેડિકલ રિસર્ચ, નવી દિલ્લી

Gmail - Control and cure of HIV / AIDS, Cancer, Kidney Failure, Heart Problems, Mot   Page 12 of 13

and cure their disease.

The patients who accepts and adopts this "Urine Therapy Treatment" will improve their immunity system and their pains and sufferings will be reduced and controlled within the short period of 10-15 days. The patients will realise / achieve the additional improvement in their healthy every 7 days (week).

The I.C.M.R. may also Depute the Doctor from your research department who can conduct the medical test and observe the progress of the physical health of the patients day by day.

I sincerely request "The I.C.M.R." department to kindly Recognise the Urine Therapy Treatment and also Create 100% awareness of the benefits of Urine Therapy which will definitely help millions and millions of people across the country to relieve the pain and suffering of the man kind.

With regards,

Jagdish

R.Bhurani

Copy to :

1. **Dr.Anbumani Ramadoss,**
   President
   Union Minister of Health & Family Welfare,
   Govt. of India, Nirman Bhawan,
   New Delhi - 110 011.
   Ph: 91-11-26588662
   email: headquarters@icmr.org.in, icmrhqds@sansad.nic.in

2. **Prof. N.K.Ganguly,**
   Director General,
   Indian Council of Medical Research,

http://mail.google.com/mail/?ui=1&view=lg&msg=1160e448ad3251e4   11/6/2007

પત્રની નકલ આગળ મોકલી:
પ્રતિ ડો. અંબુમણિ રામદોસ પ્રેસિડેંટ આઇ.સી.એમ.આર યુનિયન મિનિસ્ટર હેલ્થ ઓફ ફેમિલી વેલફેર, નવી દિલ્લી

JAGDISH.R.BHURANI,
Galaxy Plaza,
254, S.C.Road,
Bangalore-560 009

Mob: 93428 72578
E-Mail :jbhurani@gmail.com

Date : 20.11.2007

To,
Dr.Anbumani Ramadoss,
President, I.C.M.R.
Union Minister of Health & Family Welfare,
Govt. of India, Nirman Bhawan,
New Delhi- 110 011.

Hon'ble Minister,

Sub : Control and cure of HIV / AIDS, Cancer, Kidney Failure, Heart Problems, Motor Neuron Disease (M.N.D.) Muscular Dystrophy and all other Chronic Diseases with "URINE THERAPY TREATMENT".

* * * * * *

I have forwarded E-Mail / Letter dt:05.11.2007 to Dr.DEEPALI MUKHERJEE, Senior D.D.G., ICMR, New Delhi, the copy of the said letter is enclosed herewith for your reference.

I would request you to kindly kead the Contents of the above letter personally, and issue the Necessary instructions to the Concerned Authorities to Recognise and Create Awaress of Urine Therapy Treatment.

I sincerely hope that your Necessary and Appropriate Instructions to Recongnise the Urine Therapy Treatment and also to Create 100% Awaress of the Benefits of Urine Therapy for the Welfare of the People, will definitely help Millions and Millions of persons, and Relieve the Pain and Sufferings of the Mankind.

With regards,

J.R. Bhurani

(JAGDISH.R.BHURANI)

જગદીશ આર ભુરાણી

પત્રની નકલ આગળ મોકલી:
પ્રતિ શ્રીમતી પ્રતિભા પાટિલ, ભારતના રાષ્ટ્ર પ્રમુખ, નવી દિલ્લી

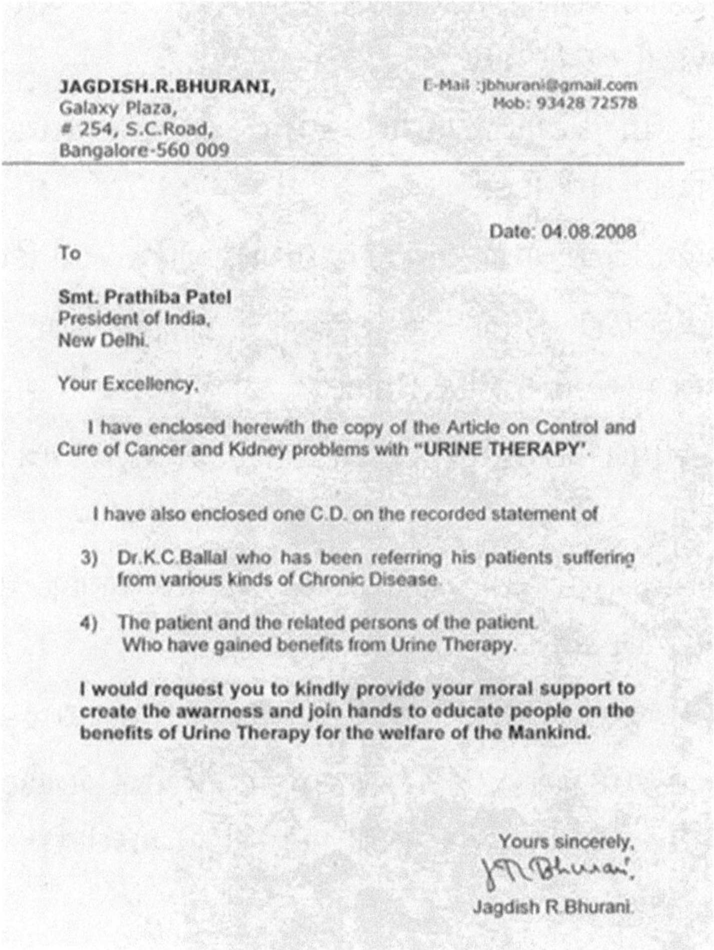

JAGDISH.R.BHURANI,
Galaxy Plaza,
254, S.C.Road,
Bangalore-560 009

E-Mail :jbhurani@gmail.com
Mob: 93428 72578

Date: 04.08.2008

To

Smt. Prathiba Patel
President of India,
New Delhi.

Your Excellency,

    I have enclosed herewith the copy of the Article on Control and Cure of Cancer and Kidney problems with **"URINE THERAPY"**.

    I have also enclosed one C.D. on the recorded statement of

3) Dr.K.C.Ballal who has been referring his patients suffering from various kinds of Chronic Disease.

4) The patient and the related persons of the patient. Who have gained benefits from Urine Therapy.

I would request you to kindly provide your moral support to create the awarness and join hands to educate people on the benefits of Urine Therapy for the welfare of the Mankind.

Yours sincerely,

Jagdish R.Bhurani.

મને નીચેના પત્રો સરકારી વિભાગ તરફથી મળ્યા છે

1) ડો. શાલિની રજનીશ આઈ.એ.એસ સરકારના સચિવ આરોગ્ય અને કુટુંબ કલ્યાણ
2) વિભાગ, બેંગલરુએ ભલામણ પત્રને પ્રશંસા કરી અને આગળ મોકલી આપ્યો પ્રતિ: -
3) શ્રી વૈદ્ય કોટેચા, સ્પેશિયલ સચિવ, આયુષ મંત્રાલય, ભારત સરકાર, નવી દિલ્લી
4) ચંદ્રેશ સોના, નાયબ સચિવ, વડાપ્રધાન ઓફિસ, નવી દિલ્લી
5) તેમણે હિંદી પુસ્તક "मूत्र चिकित्सा के प्राकृतिक लाभ" ની સાથે પત્ર મળ્યો તેની સ્વીકૃતિ મોકલી
6) ઉપપ્રમુખ ના સચિવાલય ના સચિવ અંદર એ પત્ર આગળ રવાના કર્યો પ્રતિ:-
7) સચિવ (આરોગ્ય), આરોગ્ય અને પરિવાર કલ્યાણ મંત્રાલય, નરીમાન ભવન, નવી દિલ્હી
8) એન. યુવરાજ, ખાનગી સિક્રેરી: - ભારતના નાયબ-રાષ્ટ્રપ્રમખે
9) પત્ર સાથે અંગ્રેજી, હિંદી અને કન્નડમાં "નેચરલ બેનેફિટ્સ ઓફ યુરીન થેરાપી" પુસ્તક મળવા માટે સ્વીકૃતિ મોકલી છે

10) લોકસભા સચિવાલય

11) પાર્લીમેંટ હાઉસ એનેક્સી, નવી દિલ્હી આગળ મોકલ્યો:

12) શ્રી વૈદ્ય કોટેચા, સ્પેશિયલ સચિવ, આયુષ મંત્રાલય, ભારત સરકાર, નવી દિલ્લી

13) જનસ્પંદન, કર્ણાટક સરકારે પત્ર મોકલ્યો છે: -

14) આરોગ્ય અને પરિવાર કલ્યાણ વિભાગ કમિશનર, આરોગ્ય અને પરિવાર કલ્યાણ, બેંગ્લોર

શિવામ્બુ "જીવનનું અમૃત" કેંસરનો ઉપચાર કરો મૂત્ર ચિકિત્સાની સાથે

પત્રની નકલ તરફથી:

ડો.શાલિની રજનીશ આઈ.એ.એસ. સરકારના સચિવ આરોગ્ય અને કુટુંબ કલ્યાણ વિભાગ,બેંગલોર,

આગળ પત્ર મોકલ્યો: -પ્રતિ શ્રી વૈદ્ય કોટેચા, સ્પેશિયલ સચિવ, આયુષ મંત્રાલય, ભારત સરકાર, નવી દિલ્લી -

જગદીશ આર ભુરાણી

પત્રની નકલ, આમના તરફથી: -

ચંદ્રેશ સોના, નાયબ સચિવ: -વડા પ્રધાન કાર્યાલય, નવી દિલ્લી હિન્દી બુક ("मूत्र चिकित्सा के प्राकृतिक लाभ")ની સાથે પત્ર મળવા બદલ સ્વીકૃતિ મોકલી છે

Chandresh Sona
Deputy Secretary

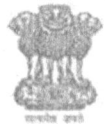

No. 3631762/DS(P)/Desp/2016

प्रधान मंत्री कार्यालय
नई दिल्ली - 110011
PRIME MINISTER'S OFFICE
New Delhi - 110011

02 September, 2016

Dear Shri Bhurani Ji,

    I am desired to acknowledge with thanks, the receipt of your letter dated July 11, 2016 addressed to the Prime Minister alongwith a book titled 'मूत्र चिकित्सा के प्राकृतिक लाभ' written by you.

Yours sincerely,

(Chandresh Sona)

Shri Jagdish R. Bhurani
Email: jbhurani@gmail.com

પત્રની નકલ, આમના તરફથી: -

ઉપપ્રમુખ ના સચિવાલય ના સચિવ અંદર એ પત્ર આગળ રવાના કર્યો પ્રતિ: - પ્રતિ, સચિવ (આરોગ્ય), આરોગ્ય અને પરિવાર કલ્યાણ મંત્રાલય, નરીમાન ભવન, નવી દિલ્હી

अवर सचिव
UNDER SECRETARY

उप-राष्ट्रपति सचिवालय
VICE-PRESIDENT'S SECRETARIAT
नई दिल्ली/NEW DELHI - 110011
TEL: 23016344/23016422 FAX: 23018124

VPS/R-06.09.2018/US

06th September, 2018

The Secretary (Health)
Ministry of Health and Family Welfare
Nirman Bhawan
New Delhi.

Sir,

I am enclosing herewith a representation dated 27th August, 2018 of Sh. Jagdish R. Bhurani R/o D.1202, Mantri Elegance, Bannerghatta Main Road, Bangalore – 560076, which is self explanatory, for appropriate attention.

Action taken may kindly be communicated to the petitioner under intimation to this Secretariat.

Yours faithfully

(HURBI SHAKEEL)

Encl: As Above

Copy to: Sh. Jagdish R. Bhurani R/o D.1202, Mantri Elegance, Bannerghatta Main Road, Bangalore – 560076. You are further requested to kindly contact the above mentioned addressee for further clarification on this matter.

Hurbi Shakeel

(HURBI SHAKEEL)

પત્રની નકલ, આમના તરફથી: -

એન. યુવરાજ, ખાનગી સિક્રેરી આના માટે: -

ભારતના નાયબ-પ્રમુખ

પત્ર સાથે અંગ્રેજી, હિંદી અને કન્નડમાં "નેચરલ બેનેફિટ્સ ઓફ યુરીન થેરાપી" પુસ્તક મળવા માટે સ્વીકૃતિ મોકલી છે

एन. युवराज, भा. प्र. से.
N. YUVARAJ, IAS

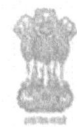

भारत के उप-राष्ट्रपति के निजी सचिव
PRIVATE SECRETARY
TO THE VICE-PRESIDENT OF INDIA
नई दिल्ली/NEW DELHI - 110011
TEL.: 23016344 / 23016422 FAX : 23018124
ps-vps@nic.in

September 11, 2018

Dear ~~Madam~~ Sir,

Namaskar!

The Hon'ble Vice President of India has acknowledged with thanks your letter dated August 27, 2018 along with a copy each of the book titled 'Natural Benefits of Urine Therapy' in three languages.

With best wishes,

Yours sincerely,

11/9/2018

(N. Yuvaraj)

Shri Jagdish R. Bhurani,
D-1202, Mantri Elegance,
Bannerghatta Main Road,
Bangalore- 560076
Email: jbhurani@gmail.com

શિવામ્બુ "જીવનનું અમૃત" કેંસરનો ઉપચાર કરો મૂત્ર ચિકિત્સાની સાથે

પત્રની નકલ, આમના તરફથી:

-લોકસભા સચિવાલય પાર્લીમેંટ હાઉસ એનેક્સી, નવી દિલ્હી આગળ મોકલ્યો:પ્રતિ: શ્રી વૈદ્ય કોટેચા, સ્પેશિયલ સચિવ, આયુષ મંત્રાલય, ભારત સરકાર, નવી દિલ્લી

LOK SABHA SECRETARIAT
COMMITTEE ON PETITIONS BRANCH

FAX 23010750

PARLIAMENT HOUSE ANNEXE
NEW DELHI 110 001

No. 13/CPB/2018/12394　　　　　　　　　　Dated: 10 October, 2018

OFFICE MEMORANDUM

Subject: Representation received from Shri Jagdish R. Bhurani regarding promotion of Urine Therapy-'*Shivambhu*'.

The undersigned is directed to forward herewith a Representation of Shri Jagdish R. Bhurani dated 27.8.2018 (in original) on the above subject for taking such necessary action to the Ministry of AYUSH as they may deem fit in the matter. It is requested that the Representationist may be informed of the action taken in the matter under intimation to the Committee on Petitions, Lok Sabha.

(G.C. DOBHAL)
DEPUTY SECRETARY

Encl: As above.

Ministry of AYUSH,
(Shri Vaidya Rajesh Kotecha - Secretary)
Government of India,
AYUSH Bhawan,
GPO Complex, INA,
New Delhi-23.

No. 13/CPB/2018/12394　　　　　　　　　　Dated: 10 October, 2018

Copy for information to Shri Jagdish R. Bhurani, D-1202, Mantri Elegance, Bannerghatta Main Road, Bangalore-560 076 (Karnataka). Kindly address all future correspondence to the Ministry mentioned above.

DEPUTY SECRETARY

પત્રની નકલ, આમના તરફથી: -

જનસ્પંદન, કર્ણાટક સરકારે પત્ર આગળ મોકલ્યો છે: - પ્રતિ, આરોગ્ય અને પરિવાર કલ્યાણ વિભાગ કમિશનર, આરોગ્ય અને પરિવાર કલ્યાણ, બેંગ્લોર

Page 1 of 1

ಇಜನಸ್ಪಂದನ ಕರ್ನಾಟಕ ಸರ್ಕಾರ
e-Janaspandana Government of Karnataka

ಮನವಿ

ಸಂಖ್ಯೆ/Grievance No. **51763567**

ದೂರುದಾರರ/ಅರ್ಜಿ ದಾರರ ವಿವರಗಳು/Complainant / Petitioner Details

Status:PENDING	Submission Date:30/10/2018	Expected Resolution Date:29/11/2018
ಹೆಸರು/Name /ಮೊಬೈಲ್ /Mobile :	Shri Jagadish R. Bhurani/NOT GIVEN	
ಜಿಲ್ಲೆ/District /ತಾಲ್ಲೂಕು/Taluk :	ಬೆಂಗಳೂರು/Bangalore/NA	
ವಿಳಾಸ/Address :	Shri Jagadish R. Bhurani, D.1202, Mantri Elegance, Bannerughtta Main Road, Bengaluru-560 076. (PRS No- C/0609180116, Dairy No-2557)	
ಮುಖ್ಯ ಇಲಾಖೆ/Main-Department	ಆರೋಗ್ಯ ಮತ್ತು ಕುಟುಂಬ ಕಲ್ಯಾಣ ಇಲಾಖೆ/Department of Health and Family Welfare	
ಉಪ ಇಲಾಖೆ/Sub-Department	ಆಯುಕ್ತರು- ಆರೋಗ್ಯ ಮತ್ತು ಕುಟುಂಬ ಕಲ್ಯಾಣ ಇಲಾಖೆ- ಬೆಂಗಳೂರು 09/Commissioner- Health and Family Welfare Department- Bangalore 09	
ವಿಷಯ/Subject* :	Promote Urine Therapy Shivambu and Save Life	
Sub-Subject	Promote Urine Therapy Shivambu and Save Life.	
ವಿವರಣೆ/Description :	NOT GIVEN	

ಅರ್ಜಿದಾರರಿಗೆ:

ನಿಮ್ಮ ಮನವಿಯನ್ನು ಅಗತ್ಯಕ್ರಮಕ್ಕಾಗಿ ಮೇಲೆ ತಿಳಿಸಿದ ಉಪ ಇಲಾಖೆಗೆ ಕಳುಹಿಸಲಾಗಿದೆ. ಹೆಚ್ಚಿನ ಮಾಹಿತಿಗಾಗಿ ಸದರಿ ಇಲಾಖೆಯನ್ನು ಸಂಪರ್ಕಿಸಿ ಮಾಹಿತಿ ಪಡೆಯಬಹುದಾಗಿದೆ.

(ಆರ್. ಕಲಾವತಿ ಬಾಯಿ)
ಸರ್ಕಾರದ ಅಧೀನ ಕಾರ್ಯದರ್ಶಿ-2
ಸಿಆಸುಇ(ಜನಸ್ಪಂದನ)

http://www.espandana.karnataka.gov.in/ems/portal/home/ejs/ejsGrievanceDetails.jsf 10/30/2018

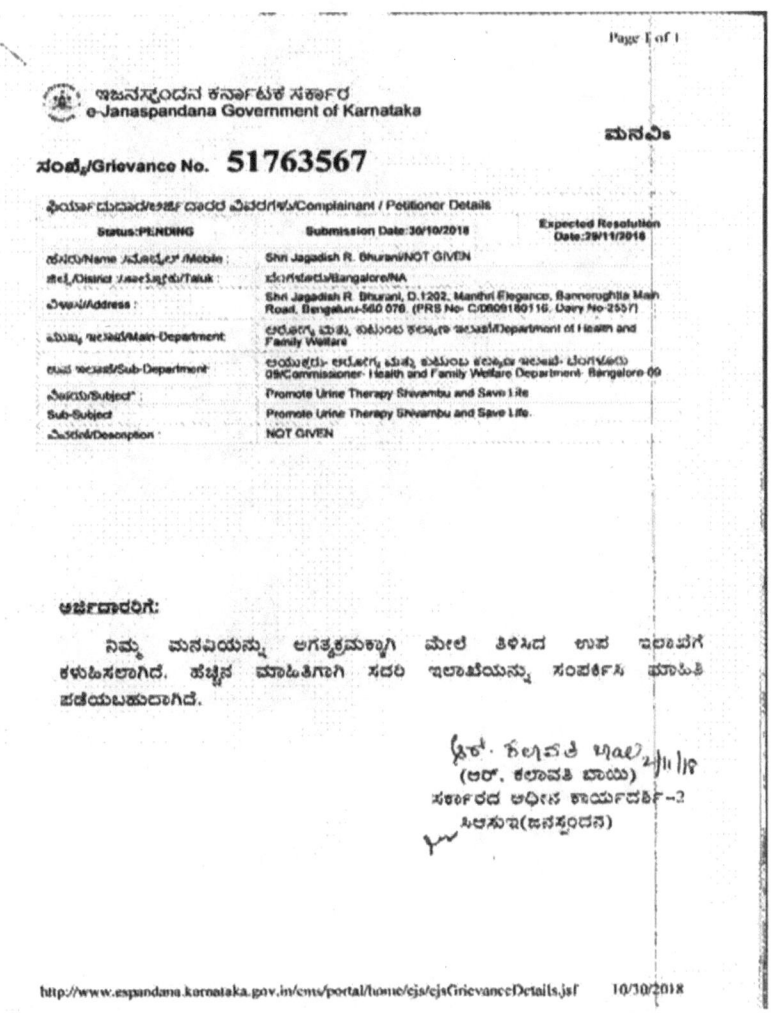

કન્નડ ભાષામાં પ્રથમ પુસ્તક "નેચરલ બેનેફિટ્સ ઓફ યુરીન થેરાપી" નું અન્ના હજારે ના હસ્તે 2012 માં જિંદાલ, બેંગલોર ખાતે વિમોચન

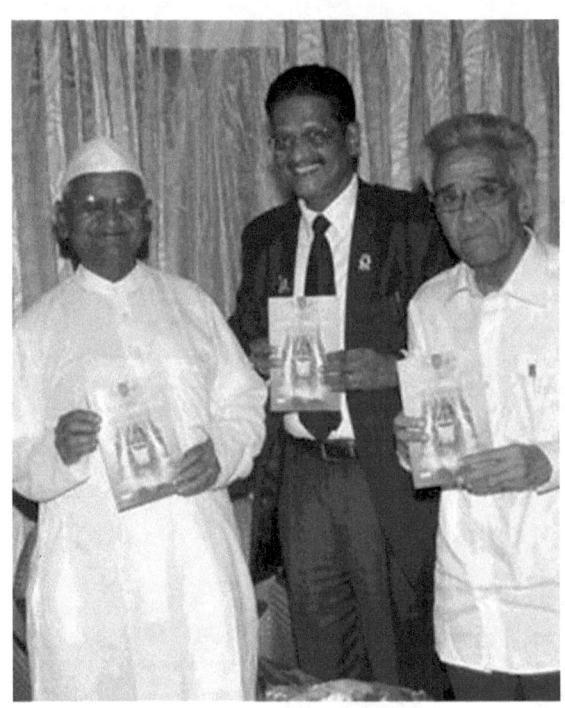

જગદીશ આર ભુરાણી

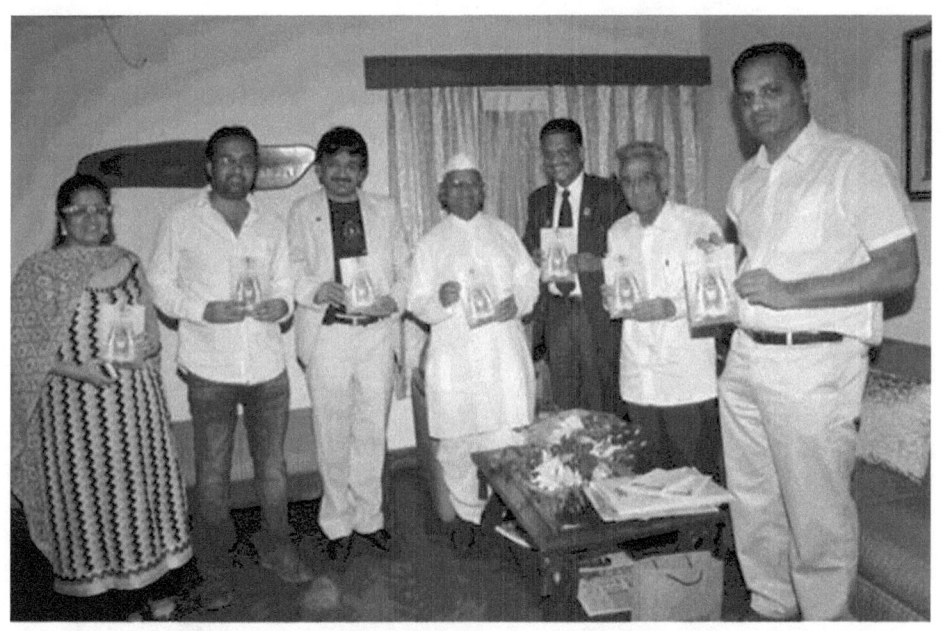

અંગ્રેજી, હિંદી, તામિલ અને કન્નડમાં નોશન પ્રેસ, ચેન્નાઇ દ્વારા પ્રકાશિત "નેચરલ બેનેફિટ્સ ઓફ યુરીન થેરાપી" પુસ્તકનું વિમોચન

26 મે 2016 ને ગુરુવારે બેંગલુરુની ગ્રાન્ડ મેગ્રાથ હોટેલમાં ઉદ્ઘાટક

ડો.કે.બી. લિંગ ગૌડા, ડિરેક્ટર કિડવાઈ મેમોરિયલ ઇન્સ્ટિટ્યૂટ ઓંકોલોજી

ડો.કે.સી. બલાલ, એન.આઇ.એમ.એ.ના પૂર્વ પ્રમુખ અખિલ ભારતીય, નવી દિલ્હી

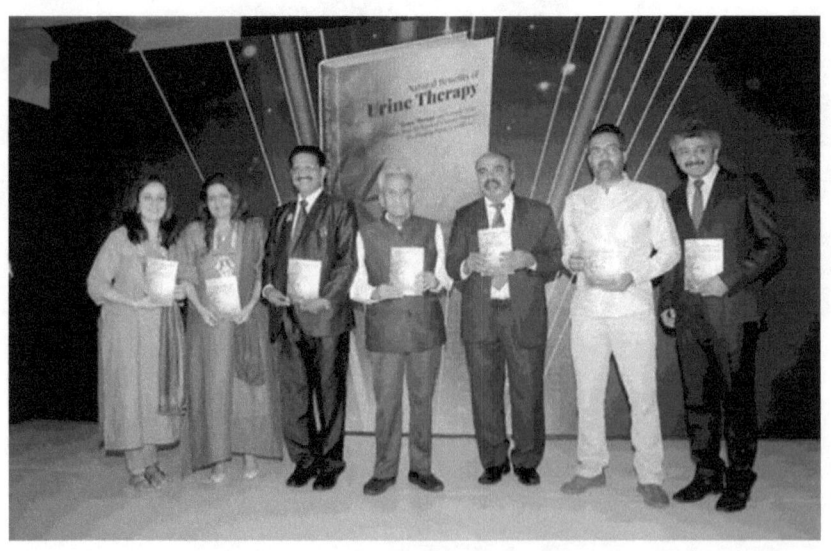

ડાબેથી જમણે: સોની ભુરાણી, સિમરન ભુરાણી, ડો.કે.સી. બલાલ, જગદીશ ભુરાણી, ડો.કે.બી. લિંગ ગૌડા, નવીન ભુરાણી, સંતોષ ભુરાણી

જગદીશ આર ભુરાણી

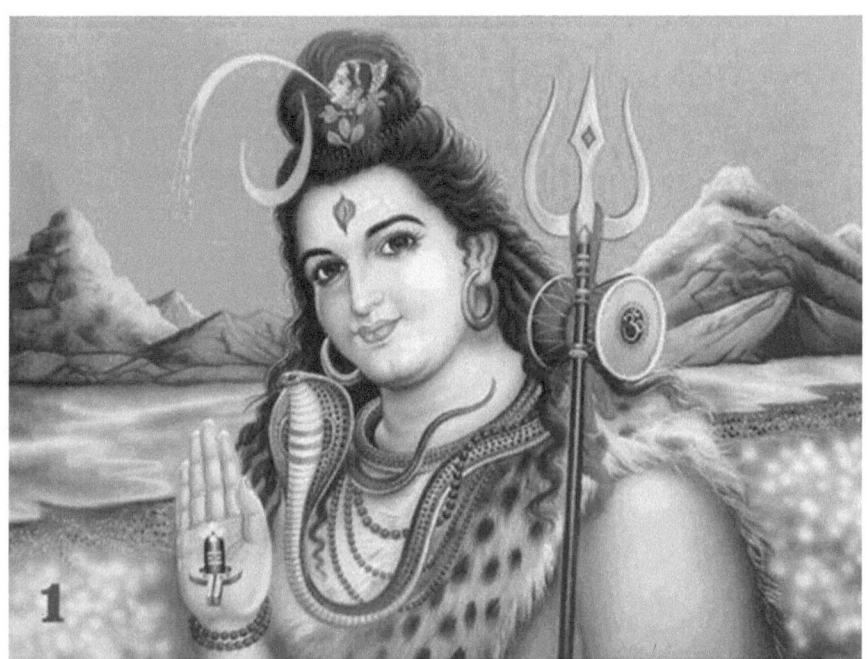

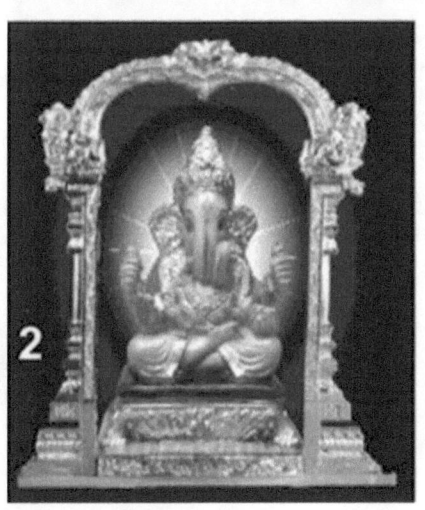

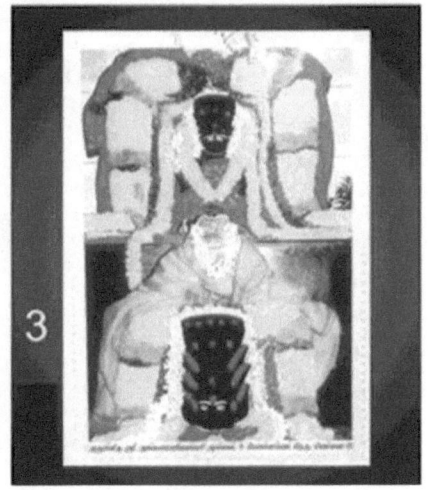

1) ભગવાન શિવ

2) શ્રી ગણેશજી

3) અંગાલા પરમેશ્વરી માતા

શિવામ્બુ "જીવનનું અમૃત" કેંસરનો ઉપચાર કરો મૂત્ર ચિકિત્સાની સાથે

Health is Wealth
"Shivambu" is the Holy Liquid
The Nectar of Life

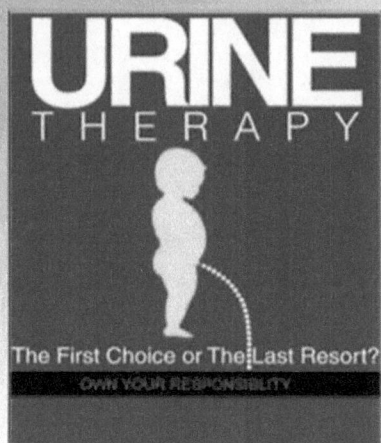

"Knowledge is an Ocean"
The have-s should share it with have-not
The Ocean will become Nectar
And the World much better

For more details:
- Case history, Diagnosed Reports & video recording of Cancer Patients.
- Case History & video recording of patients suffering from various diseases.
- Testimonials of patients suffering from Cancer & other various diseases.
- Benefits of Urine Therapy.
- Method of Treatment.
- Download in English, Hindi, Tamil and Kannada.

Visit: www.urinetherapy.in

JAGDISH R. BHURANI
BENGALURU - 560076

E-mail: jbhurani@gmail.com
Mob: - 093428 72578

www.ingramcontent.com/pod-product-compliance
Lightning Source LLC
Chambersburg PA
CBHW030744180526
45163CB00003B/917